Dr. Angela Fetzner

Atme Dich gesund

Die wunderbare Heilkraft der Atmung

Impressum:

1. Auflage 2018
Gartenstr. 10
56462 Höhn
www.angela-fetzner.de
kontakt@angela-fetzner.de

Herstellung: Amazon Independly published

Umschlaggestaltung:
ZERO Werbeagentur, München unter Verwendung von Motiven von shutterstock.com

Foto: © illustrissima shutterstock.com

Buchsatz: Michael Raab

ISBN 9781792115189

Inhaltsverzeichnis

Die Heilkraft der Atmung

In der modernen Zivilisation haben die meisten Menschen den Zugang zu einer natürlich funktionierenden Atmung völlig verloren. Die Folgen sind neben Beschwerden im Bewegungsapparat, im Herz-Kreislauf-System, im Lungensystem und vor allem auch auch zahlreiche psychische Beschwerden. Die richtige Atmung ist indes eine wunderbare, aber allzu oft vernachlässigte Quelle für Gesundheit und Wohlbefinden. Richtiges Atmen will also (wieder) gelernt sein – wie das funktioniert, wird in diesem Buch erklärt.

Den eigenen Atemrhythmus finden

Dieses Buch animiert dazu, mittels zahlreicher Übungen den Atem intensiv zu erfahren und sich diesen bewusst zu nutzen, um innere Blockaden aufzulösen sowie zu mehr Gelassenheit und innerem Frieden zu finden.

Die heilsamen Atemtechniken sind einfach durchzuführen und schenken wohlige Entspannung sowie neue Vitalität und Lebensfreude.

Auswirkungen einer falschen Atemtechnik

Dieser Ratgeber macht verständlich, warum eine richtige Atmung unbändige Heilkräfte freisetzt - andererseits aber auch, welche fatalen Auswirkungen ungünstige Atemtechniken auf die psychische und physische Gesundheit haben. Weiter wird erklärt, warum wir uns fast ausnahmslos im Laufe des Lebens eine falsche Atemtechnik antrainieren und welche wunderbaren Ressourcen und wertvolle Lebensqualität uns dadurch verloren gehen.

Weitere Inhalte dieses Ratgebers

- Der bewusste zugelassene Atem
- Pranayama – Bestandteil des Yoga, gehört zu den ältesten Atemtherapien überhaupt
- Qigong und Atmung
- Die spirituelle Bedeutung der Atmung
- Was macht die richtige Atmung aus?
- Unbewusste und willentliche Atmung
- Die Heilkraft der Atmung
- Atemtraining – Die besten Übungen
- u. v. m.

Machen auch Sie sich die wunderbare Heilkraft einer tiefen Atmung zu Eigen und profitieren Sie von den positiven Effekten einer richtigen Atemtechnik – Sie werden schon nach kürzester Zeit mit einer besseren psychischen und physischen Gesundheit belohnt sowie mit mehr Lebensqualität, Vitalität und Gelassenheit.

Die Autorin berät und informiert als promovierte Apothekerin seit mehr als zwei Jahrzehnten zahlreiche Kunden. Als unabhängige Autorin und Apothekerin fühlt sich die Verfasserin dieses Buchs nur der Gesundheit und dem Wohl der Menschen verpflichtet.

Herzlichst Ihre Apothekerin Dr. Angela Fetzner

„Und je freier man atmet, je mehr lebt man."

(Theodor Fontane 1819-1898, dt. Schriftsteller und Apotheker)

Prolog

Ohne den Atem wäre menschliches Leben nicht möglich. Der Atemrhythmus sorgt für eine Vereinigung mit den natürlichen Zyklen des Lebens und verbindet mit allen Aspekten des Daseins. In nahezu allen Schöpfungsmythen der Weltreligionen erfolgt die Initialzündung über einen Atemhauch oder einen Klang - denn Klang ist Musik und Musik ist Atem.

Das Gedicht des großen Dichters ***Goethe*** **„Im Atemholen sind zweierlei Gnaden"** *verweist darauf, dass der Atem ein Mysterium ist - und dass der Atem ohne Zutun von Beginn an da ist, sich aber auch einfach wieder zurückziehen kann. Erlischt der Atem, ist das Leben zu Ende.*

„Im Atemholen sind zweierlei Gnaden: Die Luft einziehen, sich ihrer entladen; jenes bedrängt, dieses erfrischt; so wunderbar ist das Leben gemischt. Du danke Gott, wenn er dich preßt, und dank ihm, wenn er dich wieder entläßt!"

(Johann Wolfgang von Goethe, 1749-1832)

Atmen ist ein Reflex, es gibt kaum jemand, der dies jemals hinterfragt hätte. Dabei ist die große Bedeutung des Atmens trotzdem stets präsent, denn unzählige Redewendungen kreisen um das Luftholen. ***„Das verschlägt mir den Atem“*** oder ***„Mir stockt der Atem vor Angst“*** wird gesagt, wenn etwas als bedrohlich empfunden wird. Wer dagegen ***„einen langen Atem braucht“***, der muss geduldig sein. ***„Fehlt die Luft zum Atmen“***, ist das nicht immer unbedingt ein Hinweis darauf, dass dringend wieder einmal das Fenster geöffnet werden muss. Diese Aussage kennzeichnet vielmehr einen unerträglichen Zustand oder eine belastende Situation zwischen zwei Menschen. ***„Eine Atempause“*** benötigen alle, die sich zu viel zugemutet haben. Doch der Zustand der Atemlosigkeit muss nicht immer mit einem negativen Erlebnis verbunden sein, denn auch Frischverliebte können ***„atemlos“*** sein.

Wie ein Mensch lebt, wie er isst, sich verhält, schläft, sitzt - all das ist sichtbar gewordener Atem. Mit dem Atem auseinandergesetzt wird sich jedoch in der Regel erst dann, wenn eine Erkrankung der Atemwegsorgane oder auch sonstige Krankheiten (z. B. psychische Erkrankungen) auftreten. Die Behandlung beschränkt sich dann meist auf schulmedizinische Therapien, es werden z. B. Operationen durchgeführt und/oder Medikamente verabreicht.

Dabei muss das Rad gar nicht neu erfunden werden, denn schon seit Tausenden von Jahren weiß die Menschheit um die Heilkraft des Atems. So lehren Yogis in Indien die richtigen Atemtechniken u. a. für ihre Meditationen, in China wird im Qigong die universelle Lebenskraft durch das Atmen gestärkt und nahezu alle Religionen setzen auf die spirituelle Heilkraft energetischer Atmung.

In Japan und China gehören Atem- und Bewegungsübungen zur täglichen Gesundheitsvorsorge. Im westlichen Kulturkreis wurde die Atemtherapie dagegen eher bei Erkrankungen von Bronchien und Lunge als wichtige Methode der Physiotherapie eingesetzt.

Erst in den vergangenen Jahren gewann auch hierzulande die Arbeit am Atem besonders in der Psychosomatik und Psychotherapie an Bedeutung.

Viele Atemübungen sind außerdem in verschiedene Entspannungstechniken integriert (z. B. Yoga, Progressive Muskelentspannung nach Jacobsen, Autogenes Training, Meditation).

Hinweis

Bezüglich der im Folgenden gemachten Ausführungen darf die Leserin/ der Leser darauf vertrauen, dass die Autorin große Sorgfalt darauf verwendet hat, dass die Angaben in diesem Buch dem neuesten Stand der Wissenschaft entsprechen.

Die Erkenntnisse in der Medizin und Pharmazie sind jedoch niemals statisch, sondern unterliegen einem fortlaufenden Entwicklungsprozess. Alle Angaben können von daher immer nur dem aktuellen Wissensstand zum Zeitpunkt des Erscheinens des Buchs entsprechen. Deshalb kann die Autorin für die gemachten Angaben keinerlei Verantwortung und Gewähr übernehmen.

Die Durchführung der in diesem Buch empfohlenen Übungen und Anwendungen erfolgt auf eigene Gefahr des Benutzers. Die Autorin übernimmt keine Haftung für Personen-, Sach- und Vermögensschäden aufgrund der Ausführung der hier erteilten Ratschläge.

Bewusste Atmung - Die Heilkraft des Atems

Aus Sicht der meisten Wissenschaftler ist die Atmung nicht mehr als ein mechanisch ablaufender Prozess. Stimuliert wird sie durch den sogenannten Partialdruck. Dabei handelt es sich um das Druckgefälle zwischen Kohlendioxid und Sauerstoff. Doch die Atmung ist so viel mehr als nur die Zufuhr von Sauerstoff und die Abgabe von Kohlendioxid. Das zeigt sich schon daran, dass der Mensch in der Lage ist, etwa 40 Tage ohne Nahrung und maximal fünf Tage ohne Flüssigkeitszufuhr zu überleben, aber nur wenige Minuten ohne Luft. In der Luft sind rund 21 % Sauerstoff enthalten, den der Körper benötigt, um Nährstoffe zu verbrennen.

Nur so können der Organismus und seine zahlreichen Funktionen aufrechterhalten werden. Bei einem Mangel an Sauerstoff reagiert das Gehirn hochsensibel.

Funktioniert die Versorgung nicht optimal, kommt es sofort zu Leistungseinbußen und bereits nach drei Minuten sterben die ersten Gehirnzellen ab. Das Gefühl, wie unangenehm es ist, wenn die Atmung nicht richtig funktioniert, hat jeder schon einmal bei einer Erkältung erlebt.

Die Lunge ist das zuständige Organ, um den Austausch zwischen den aus der Umgebung aufgenommenen Gasen und dem Körper zu regeln.

Über den Mund oder die Nase strömt die Luft in den Rachen und gelangt dann über die Luftröhre und die Bronchien in die Lunge.

Die Bronchien gehen in den Lungenflügeln in immer feiner werdende Äste über, die sogenannten Bronchiolen. Von dort aus geht es weiter in die Lungenbläschen, die medizinisch als Alveolen bezeichnet werden. Vorstellen kann man sich diese als minimale Ausstülpungen, die von extrem dünnen Wänden durchzogen werden. Jeder Mensch besitzt ungefähr 300 Millionen Lungenbläschen. Würde man diese ausbreiten und nebeneinander legen, entspräche die Fläche der eines Fußballfelds.

Erst in den Alveolen findet der unmittelbare Austausch von Gasen mit dem Blut statt. Das Blut nimmt frischen Sauerstoff auf und transportiert ihn durch den gesamten Organismus. Als Abfallprodukt wird das Kohlendioxid an die Lungenbläschen abgegeben und wieder ausgeatmet.

Die Lungenbläschen sind sehr empfindlich und mögen am liebsten saubere, leicht feuchte Luft von angenehmer Temperatur. Aus diesem Grund ist das weit verzweigte Bronchialsystem innen mit Schleimhäuten ausgekleidet. Die Schleimhäute schützen die Bronchien zudem vor eindringenden Erregern.

Auf den Schleimhäuten selbst befinden sich die Becherzellen, die zähen Schleim absondern, der wie ein Film auf der Oberfläche aufliegt. Bei den meisten dort anzutreffenden Zellen handelt es sich allerdings um Flimmerzellen, auf denen sich feine Härchen befinden, die Zilien genannt werden.

Die Zilien sind in der Lage, sich hin und her zu bewegen - Auf diese Weise befördern sie einem Fließband gleich eingedrungenen Staub, Bakterien und Viren weg vom Atemsystem. Dabei gelangt immer ein wenig Schleim in den Bereich des Rachens, der jedoch reflexartig sofort wieder heruntergeschluckt wird. Im Schleim enthaltene Keime werden so in den Magen transportiert und dort durch die Magensäure unschädlich gemacht.

Ein Erwachsener bringt es pro Minute auf etwa 12 bis 18 Atemzüge, Kinder schaffen sogar die doppelte bis dreifache Anzahl. Dabei wird jedes Mal ein halber Liter Luft ein- und ausgeatmet, was sechs bis neun Litern pro Minute entspricht und rund zehntausend Litern pro Tag. Im Alter zwischen 20 und 30 Jahren beträgt das durchschnittliche Lungenvolumen vier Liter, bis zum 60. Lebensjahr reduziert es sich auf knapp die Hälfte. Jeder Mensch verbraucht in seinem Leben durchschnittlich 20 Millionen Liter Sauerstoff.

Atmen ist im Grunde genommen die natürlichste und selbstverständlichste Sache der Welt. So ist die Atmung auch eine der Kräfte des Körpers, die für selbstverständlich gehalten werden, so lange alle Prozesse reibungslos funktionieren. Doch in der modernen Zivilisation haben die meisten Menschen den Zugang zu einer natürlich funktionierenden Atmung völlig verloren - so haben sehr viele Menschen ein gesundes Verhältnis von Brust- und Bauchatmung verlernt. Folgen sind neben Beschwerden im Bewegungsapparat, im Herz-Kreislauf-System, im Lungensystem auch zahlreiche psychische Beschwerden.

Gründe für eine falsche Atmung gibt es indes viele. Eine der Hauptursachen liegt in einer gekrümmten Körperhaltung, die vielfach durch langes Sitzen am Schreibtisch entsteht. Als Resultat wird falsch geatmet, zu flach und nicht mehr tief in den Bauch hinein. Doch auch in der Freizeit, zum Beispiel auf dem Sofa vor dem Fernseher, lässt sich falsches Atmen antrainieren. Die meisten Menschen sind sich hierbei gar nicht bewusst, dass sie falsch atmen.

Es gibt indes diverse Beschwerdebilder, die aus einer nicht korrekten Atmung resultieren können. Besonders typisch sind Verspannungen im Brust- und Rückenbereich. Betroffene fühlen sich in ihrem Bewegungsradius eingeschränkt und haben das Gefühl, nicht mehr richtig durchatmen zu können. Begleitet werden können diese Symptome auch von der Annahme, keine Luft mehr zu bekommen, es herrscht im wahrsten Sinne des Wortes Atemnot. Auch der Rhythmus des Atmens selbst kann außer Takt geraten. Manchmal ist die Atmung hektisch und sehr schnell, aber gleichzeitig sehr flach. Gepresste Atemzüge, bei denen ein Schnaufen oder Pfeifen mitschwingt, sind ebenfalls möglich. Zuweilen wird auch ein Anhalten der Atembewegung beobachtet. Auch bei hartnäckigem Reizhusten, der keine physiologische Ursache hat, muss an eine falsche Atmung gedacht werden.

Eine flache Brustatmung führt aber nicht nur zu einem Gefühl der Enge und zu Verspannungen, sondern auch zu einer mangelnden Sauerstoffversorgung des Körpers, da der untere Teil der Lunge schlechter durchblutet wird. Müdigkeit und eine verminderte Leistungsfähigkeit gehen hier häufig mit einer suboptimalen Atemtechnik einher. Wir atmen flach, hektisch und nervös – und lassen so wertvolle Energien verpuffen.

Richtiges Atmen will also (wieder) gelernt sein. Denn eine richtige Atmung ist eine wunderbare Quelle für Gesundheit und Wohlbefinden. Der Schlüssel zu nachhaltiger Gesundheit liegt in einer tiefen Bauchatmung. Der Körper zieht dabei ein Maximum an Luft in die Lunge, auf diese Weise kann jede Zelle im Organismus mit Sauerstoff versorgt werden. Der wohltuende Effekt ist sofort spürbar.

Wer tief in den Bauch hinein atmet, ist konzentrierter im Beruf und verfügt über mehr Vitalität, Ausdauer und Leistungsfähigkeit. Daher ist eine korrekte Atemtechnik sowohl für geistig Arbeitende als auch für (Leistungs-)sportler unabdingbar. Oder anders ausgedrückt: Ungenutztes Lebens- und Leistungspotenzial kann freigesetzt werden, wenn eine existierende Atemproblematik aufgelöst wird.

Generell können sehr viele Beschwerden und Erkrankungen kuriert oder gelindert werden, wenn der Fokus auf eine gut funktionierende, korrekte Atmung gelenkt wird.

Um zu erkennen, wie stark äußere Umstände den gesunden Atemrhythmus beeinflussen können, hilft es, sich bspw. die beiden Metaphern ***„vor Angst bleibt die Luft weg"*** oder ***„Stress, der die Kehle zuschnürt"*** ins Bewusstsein zu rufen.

Das mit Sauerstoff angereicherte Blut kann nicht nur alle Zellen des Körpers blitzschnell erreichen, sondern mit Hilfe der Atmung werden auch Giftstoffe und Schlacken aus dem Körper geleitet. Wenn das Blut aufgrund einer zu flachen Atmung mit zu wenig Sauerstoff angereichert ist, verkleben die Blutkörperchen und infolgedessen kann es u. a. zu einem Stau im Lymphsystem kommen. Als Folge werden Giftstoffe nur unzureichend ausgeschwemmt, ferner erreichen Nähr- und Vitalstoffe aufgrund der schwer passierbaren Transportwege nicht mehr ihr Endziel. Das kann sogar so weit gehen, dass Giftstoffe sich in verschiedenen **„Depots"** und auch in den Gelenken ablagern, wo sie u. a. Entzündungen auslösen können. Auch die Körperzellen haben durch die Unterversorgung mit Sauerstoff, die aus einer falschen Atemtechnik resultiert, deutlich mehr Arbeit zu leisten.

Aufgrund unzureichender Sauerstoffzirkulation kommt es zu einer Mangelversorgung mit dem lebenswichtigen Gas, weiter lagern sich Giftstoffe in der Zellflüssigkeit ein. Als Resultat kann es bspw. zu Schwellungen am ganzen Körper und zu Entzündungen besonders belasteter Bereiche kommen.

Die Atemmuskulatur zu trainieren, ist zudem der beste Schutz gegen Infekte. Denn sind die Atemwege - die wichtigste Eintrittspforte für Erreger aller Art - gut belüftet, können Viren und Bakterien sich nur sehr schwer festsetzen und vermehren.

Stockt der Atem im sprichwörtlichen Sinne, ist es an der Zeit, die entsprechenden Blockaden aufzulösen und wieder in den natürlichen Fluss zurück zu gelangen. Dies führt zu einer verbesserten körperlichen und psychischen Gesundheit und zur Freisetzung wertvoller energetischer Ressourcen.

Wer seinen Atem befreit, der befreit auch sich selbst, in vielen verschiedenen Dimensionen. Denn nicht nur der Körper wird durch eine gesunde Atmung beruhigt und leistungsfähiger. Auch die Wahrnehmung wird offener und klarer, der Erdung folgt nicht selten ein inneres Erwachen.

In der Schulmedizin existiert diese transzendente Komponente des Atmens jedoch nicht. Dadurch wird viel Heilungspotenzial verschenkt. Dabei ist der energetisch-spirituelle Aspekt einer korrekten Atmung keineswegs ein esoterischer Hokuspokus der letzten Jahre. Schon in den jahrtausendealten Schriften der indischen Veden wird die Bedeutung des richtigen Atmens für die Einheit von Körper, Geist und Seele beschrieben. Mittlerweile gibt es neue psychotherapeutische und alternativmedizinische Ansätze der Atemtherapie. Aber auch altes Wissen wird zunehmend wiederentdeckt, wie zum Beispiel der Einfluss von Sonne und Mond auf die Atmung.

Die richtige Atmung kann wahre Wunder bewirken

Jeder von uns atmet – doch kaum jemand atmet richtig und bewusst. Die richtige Atmung ist indes eine wunderbare, aber leider allzu oft vernachlässigte Quelle für Gesundheit und Wohlbefinden. Der Atem ist eine enorme Kraftquelle - eine ruhige, gleichmäßige Bauchatmung kann bspw. Nervosität, innere Unruhe, Angst und Anspannung in kürzester Zeit deutlich reduzieren.

Doch richtiges Atmen will meist erst (wieder) gelernt sein. Denn die Mehrzahl der Menschen atmet nicht tief genug, häufig wird zudem beim Einatmen in den Brustkorb anstelle in den Bauch geatmet. Eine flache Atmung bedingt, dass wir automatisch zu wenig Sauerstoff aufnehmen.

Vorteilhaft ist, dass man die Methode des richtigen Atmens ganz mühelos erlernen kann und praktisch in jeder Situation unauffällig praktizieren kann. Gerade in stressigen Situationen wie auch generell atmen wir zu schnell und zu flach. Die richtige Atmung ist indes ein einfaches, aber sehr effektives Entspannungsverfahren zur Beruhigung des vegetativen Nervensystems.

Die falsche Atmung hat indes viel mit einer falschen Lebensweise zu tun. Wer bspw. mit verkrampfter Haltung am Computer sitzt und womöglich zusätzlich vor Stress nicht mehr ein und aus weiß, atmet automatisch hektisch und flach.

Häufig ist beim Sitzen der Bauch eingeengt, was wiederum die Zwerchfellbewegung behindert.

Gerade beim Sitzen am Computer nehmen wir zudem **„kein Haltung“** an, der Rücken ist vielmehr krumm, gleichzeitig ist der Nacken meist verspannt.

Auch psychische Probleme, Ängste, Depressionen, Zeitdruck, Stress und Multitasking lassen das richtige Atmen zu einem wahren Spießrutenlauf werden.

Nicht zu Unrecht sind aus dieser Tatsache Sprüche wie ***„Mir stockt der Atem“*** oder ***„Die Angst schnürt die Kehle zu“*** entstanden. Diese Redewendungen versinnbildlichen einmal mehr den engen Zusammenhang zwischen Atmung und Psyche. Das Tückische daran ist, dass eine falsche Atmung und daraus resultierende Beschwerden sich in einer Art Teufelskreis verstärken können. Denken Sie bspw. an Angstzustände. Erleben wir einen Schreckmoment, so kommt die Atmung automatisch ins Stocken. Hierdurch verstärkt sich wiederum die Angst usw.

Innere und äußere Anspannung können also ganz buchstäblich die Luft rauben. Dazu kommt, dass wir dem Atem einfach nicht die nötige Aufmerksamkeit und Achtsamkeit schenken.

Viele Menschen denken, sie atmen ja spontan, automatisch. Wieso sich also noch in besonderer Weise mit dem Atmen beschäftigen? Wie wertvoll die richtige Atemtechnik ist, wird vielen Menschen leider oft erst bewusst, wenn sich die ersten Beschwerden einstellen, die durch eine falsche Atmung verursacht sind.

So können aus einer falschen Atemtechnik bspw. Angstzustände, Depressionen, Schlaflosigkeit, Kreislaufprobleme, Kopfschmerzen und Verdauungsprobleme resultieren.

Deshalb gilt es zum einen, wieder eine langsame, ruhige, rhythmische Atmung zu erlernen und diese auch zuzulassen – nicht umsonst ist ein wichtiges Credo in der Atemtherapie ***„Wir lassen den Atem kommen und gehen"***. Der Atem soll wieder gespürt, erfahren werden. Durch die richtige Atmung wird die Lebenskraft auf wundervolle Weise gestärkt, gleichzeitig werden Körper und Seele harmonisiert und ins Gleichgewicht gebracht.

Positive Folgen sind die Aktivierung der Selbstheilungskräfte, daneben wird die Sauerstoffversorgung des Körpers verbessert. Weiter stellt sich ein Gefühl der Lebendigkeit und des Wohlbehagens ein, außerdem gelangt der Körper zu tiefer Entspannung. Eine ruhige, gleichmäßige Bauchatmung kann außerdem eine verbesserte Lungenleistung und eine vermehrte Ausscheidung von Schadstoffen bewirken.

Vorteilhaft ist, dass man die Methode des richtigen Atmens ganz mühelos erlernen und praktisch in jeder Situation unauffällig praktizieren kann. Gerade in stressigen Situationen wie auch generell atmen wir zu schnell und zu flach. Insbesondere in Zeiten von großer Belastung ist es aber wichtig, tief und langsam zu atmen – so wird der Körper ausreichend mit Sauerstoff versorgt und innere Spannungen werden gelöst.

Bei einer bewussten, tiefen Atmung wölbt sich der Bauch beim Einatmen nach vorne, beim Ausatmen entspannt sich das Zwerchfell wieder und die Bauchdecke wölbt sich nach innen, verbrauchte Luft wird so herausgepresst.

Wichtig ist ganz besonnenes, tiefes und langsames Atmen – schon während dieser Atemübung werden Sie feststellen, wie sich Geist und Körper beruhigen und entspannen. Üben Sie am besten täglich 10 x ca. 2 Minuten.

Die unbewusste Atmung

Der Atem ist die einzige Funktion des Körpers, die sowohl unbewusst abläuft als auch willentlich beeinflusst werden kann. Wir können den ganzen Tag verbringen, ohne ans Atmen zu denken. Doch es atmet in uns. Dieser unbewusste, unwillkürliche Atem ist jedoch weit mehr als der Austausch von Sauerstoff und Kohlendioxid. Er wirkt auf körperlicher, seelischer und geistiger Ebene. Er ist eine Brücke, die die Trennung zwischen Körper, Geist und Seele überwindet und die drei Ebenen des Menschen miteinander verbindet.

Unsere Atmung funktioniert ganz automatisch, schließlich können wir nicht in jeder Sekunde unseres Lebens aufs Luftholen achten – auch wenn wir der Atmung allgemein viel mehr Beachtung schenken sollten. Denn wir atmen meist zu flach – weshalb es umso wichtiger ist, möglichst oft bewusst und tief Atem zu holen.

Die Atmung erfolgt also in der Regel automatisch und wird ohne unser Zutun vom Atemzentrum im Stammhirn und vom vegetativen Nervensystem kontrolliert. Auch im Schlaf und selbst im bewusstlosen Zustand findet die Atmung weiterhin statt.

Die Atmung läuft also gleichsam reflexartig und unbewusst ab. Zudem wird an den sensorischen Stellen im Gehirn, in der Hauptschlagader (Aorta) und in der Halsschlagader die Sauerstoff- und die Kohlenstoffdioxidkonzentration im Blut gemessen.

Übersteigt z. B. die Kohlendioxidkonzentration einen gewissen Schwellenwert, so verspürt der Körper automatisch einen starken Anreiz, tiefer und häufiger zu atmen – um das überschüssige Kohlendioxid aus dem Körper zu befördern.

Liegt dagegen eine hohe Sauerstoffkonzentration im Blut vor, kann der Körper im wahrsten Sinne des Wortes „aufatmen" – das Gehirn verringert infolgedessen die Häufigkeit und die Tiefe der Atemzüge.

Aber nicht nur das vegetative Nervensystem bestimmt die Atmung - umgekehrt kann auch das vegetative Nervensystem über den Atem beeinflusst und harmonisiert werden.

Das Atemvolumen ist hierbei ein Indikator für das Leistungsvolumen der Lunge. So atmet ein Erwachsener durchschnittlich 0,5 Liter pro Atemzug ein. Wird jedoch bewusst und tief geatmet, kann dieses Volumen deutlich über 2,5 Liter steigen.

Die willentliche Atmung

Neben der unbewussten Atmung kann die Atmung gleichzeitig willentlich gesteuert werden.

Beispiele hierfür sind bestimmte Atemtechniken beim Yoga, beim Vortragen einer Rede, beim Singen sowie zur Beruhigung bei Angst- und Panikzuständen.

Somit ist die Atmung die einzige physiologische Funktion unseres Körpers, die vegetativ (d. h. unbewusst) als auch willentlich (bewusst) gesteuert werden kann.

Im Gegensatz dazu können andere Körperfunktionen – wie etwa der Herzschlag oder die Verdauung – nicht bewusst gesteuert werden.

Der bewusste zugelassene Atem

Der Atem wird nicht nur als Beginn des Lebens gesehen, sondern als Urbewegung alles Lebendigen. Er prägt Tätigkeit und Ruhe, Stimme und Sprache.

Der Atem ist eine fundamentale Lebensäußerung des Menschen - die nicht nur passiv erfolgt, wie beim automatischen Atmen - sondern genauso auch bewusst zugelassen und gesteuert wird.

Beim bewussten zugelassenen Atem werden die Bewegungen des Einatmens und Ausatmens ganz selbstverständlich zugelassen - hierbei wird der individuelle Atemrhythmus wieder neu entdeckt und vertieft. Das Atemgeschehen wird bewusst kennengelernt und erfahren, dies geschieht über eine übende, atem- und körperorientierte Arbeitsweise. Ziel ist die Entwicklung eines bewussten Körper- und Atemempfindens.

Atmung – Urrhythmisches Prinzip unserer Welt

Als rhythmische Schwingung ist der Atem sowohl Teil als auch Mittelpunkt des urrhythmischen Prinzips der inneren und äußeren Welt. Die Bewegung des Atmens ist kontinuierlich und immer wiederkehrend – sie entspricht den Prinzipien des Aufnehmens und des Abgebens.

Aus den sich ständig wiederholenden rhythmischen Bewegungen von Einatmung und Ausatmung kann die Freiheit eines urrhythmischen Prinzips erlebt werden sowie die Erfahrung der atmenden Stille.

Durch die Beschäftigung mit dem richtigen Atem lernt der Mensch, sich selbst kennenzulernen und anzunehmen. Darin liegen enorme Chancen für die individuelle Entwicklung der Persönlichkeit sowie auch der Mut zur Veränderung bzw. zum Neuanfang.

Bei genügend guter Tonisierung kann die Einatmung alle Richtungen des Rumpfes - vertikal, horizontal und sagittal - erreichen. Je nachdem, wie dies gelingt, folgt darauf eine ebenso gut tonisierte Ausatembewegung.

Die Wirbelsäule ist ein Körperteil mit großer Flexibilität - den Bewegungsmöglichkeiten des Beugens, des Streckens, der Drehung und der seitlichen Neigung steht die Bewegung des Atmens als äußerer Atemapparat zur Seite.

Wirbelsäule und Atemapparat bilden infolgedessen eine bewegliche und dynamische Einheit.

So ist das reibungslose Zusammenspiel von Haltungs- und Atemmuskulatur - verbunden mit anderen Faktoren wie bspw. des gesamten Körpertonus, des Nervensystems, der psychischen und mentalen Verfassung eines Menschen - zuständig für eine effiziente Atemdurchlässigkeit und Atemkraft.

Voraussetzung hierfür ist die Bereitschaft, mit sich selbst in Kontakt zu treten - das körperliche Erleben lässt sich auf diese Weise in den Gesamtzusammenhang von Empfinden, Fühlen und Denken integrieren.

Aus diesem Zustand heraus resultiert ein neu entstehendes oder sich verstärkendes Selbstvertrauen. Das gestärkte Selbstvertrauen kann wiederum zu notwendigen Veränderungen oder Neuorientierungen im Alltag führen.

Die Lehre und Praxis des bewussten zugelassenen Atems stellt eine atemzentrierte Körperarbeit dar, bei welcher der Mensch in seiner Ganzheitlichkeit wahrgenommen und angesprochen wird.

Durch die Praxis des bewusst zugelassenen Atems wird die Lebensenergie gestärkt, auch die innere Balance wird wieder hergestellt. Die Widerstandskraft von Körper und Seele wird stabilisiert, die Einheit von Atem und Körper wird intensiv erlebt. Der bewusst Atmende gewinnt mehr Lebensqualität, gleichzeitig gewinnt er an Vitalität, Leistungsfähigkeit, Konzentration und Ruhe.

Es gibt keine Körperfunktion, die empfindlicher und unmittelbarer auf psychische und physische Veränderungen reagiert als die Atmung.

Innere Verspannungen, Stress und Angst verhindern ein freies Durchatmen – die dadurch entstehende falsche Atemtechnik verstärkt wiederum Spannungen, Ängste und andere psychische Probleme.

Daher ist es von immenser Bedeutung, den bewussten zugelassenen Atem als ordnende, dynamische und ganzheitliche Kraft anzuerkennen.

Der Wert eines befreiten, bewussten Atems kann gar nicht hoch genug eingeschätzt werden – deshalb sollten wir uns immer wieder auf den bewussten Atem besinnen und uns einen ganzheitlichen Atem erlauben.

Es atmet in uns, in jeder Sekunde unseres Lebens, wir sind Atem.

Wir werden bestimmt vom Wechsel von Ein- und Ausatmung, von Aufnehmen und Loslassen. Der Atem ist der Impuls unseres Lebens, von der ersten bis zur letzten Sekunde, er reagiert sofort auf alles, auf unser gesamtes Tun und Erleben.

Der Atem prägt uns, er trägt uns – während des gesamten Lebens. Der Atem verbindet Innen und Außen. Wenn man ihm lauscht und gehorcht, führt er uns in unser Innerstes, dorthin, wo wir heil und frei sind.

Der Atem jedes Menschen ist individuell und natürlich. Jeder Mensch kann zu seinem natürlichen Atem zurückfinden. Im ruhigen Fluss des Atems können Geist und Seele zur Ruhe kommen. Verspannungen und Ängste lösen sich auf, Schweres kann leichter ertragen werden.

Die natürliche Atmung ist entspannt, sie durchströmt den ganzen Menschen. Sie massiert und stimuliert alle inneren Organe, sie verbessert die Verdauung, den Zellstoffwechsel und die Immunabwehr. Die tiefe Atmung ist leicht, wohlig, warm und entspannt – und dies spiegelt auch das Körpergefühl des Menschen wider. Die natürliche Atmung geht einher mit psychischem und physischem Wohlbefinden.

Es geht hierbei freilich nicht nur um bestimmte Atemtechniken, sondern um Selbstwahrnehmung und um das Bewusstwerden der eigenen Persönlichkeit und um das Entfesseln neuer und wertvoller Lebenskräfte.

Gelingt es uns, uns von altem Ballast sowie von Ängsten und Sorgen zu lösen, wird auch der Atem befreit. Man wird leichter, lebendiger, bewusster – Leben im Hier und Jetzt ist wieder möglich. Richtiges Atmen fördert Präsenz und Klarheit, gleichzeitig wird ein Zustand der Unerschütterlichkeit und Gelassenheit erreicht. Man akzeptiert Unabänderliches, nichts bringt uns aus dem Gleichgewicht.

Wir lernen, besser mit stressigen und schwierigen Situationen umzugehen, Wut und Enttäuschung können nicht mehr die Oberhand gewinnen.

Eine Situation ändert sich nicht per se – jedoch die Sicht auf die Dinge ändert sich, gleichsam als würde ein Schalter umgedreht. Der Mensch kann sich von Altlasten lösen, vieles Belastende verliert an Bedeutung und tritt in den Hintergrund.

Nicht nur die Gesundheit wird gestärkt und die Selbstheilungskräfte, auch die ganzheitliche Entwicklung der Persönlichkeit wird gefördert.

Richtig atmen, bedeutet, die Luft ohne Anstrengung und ohne Druck tief in den Bauch hineinströmen zu lassen – anschließend lässt man bei der Ausatmung die Luft wieder aus dem Körper entgleiten.

Die richtige Atmung befreit uns von Stress - psychische und körperliche Verspannungen lösen sich, auch ein erhöhter Puls beruhigt sich. Selbst im größten Stress bewahrt man die Ruhe.

Aus der unbewussten, flachen Atmung wird allmählich eine bewusste, erfahrbare Atmung.

Diese erfolgt in gleichmäßigem Rhythmus: Einatmen – Ausatmen – Einatmen. Wir lassen den Atem kommen, wir lassen den Atem gehen. Wir lassen den Atem geschehen, wir beobachten, wie der Atem wiederkehrt.

Wir halten nicht mehr fest, sondern spüren den Atem, vorurteilsfrei. Wir kommen vom Zustand des Grübelns in den Zustand des Fühlens, des Geschehen-Lassens.

Atmen Sie stets langsam durch die Nase ein und aus. Achten Sie bewusst darauf, wohin Sie den Atem lenken – wichtig ist es, tief in den Bauch hinein zu atmen. Anfangs kann man zur Kontrolle die Länge des Einatmens und des Ausatmens mitzählen. Zu Beginn ist die Atembewegung meist kurz, später vertieft und verlängert sich der Atem – die Phasen der Ein- und Ausatembewegung werden immer ausgedehnter.

Was geschieht eigentlich genau bei der Atmung?

Einatmen, ausatmen. Pause. Einatmen, ausatmen, Pause.

Die Atmung des Menschen bestimmt sein ganzes Leben: Der erste Atemzug setzt unmittelbar nach der Geburt ein, mit dem letzten Atemzug endet das Leben. In der Zwischenzeit atmen wir ununterbrochen, über 700 Mal pro Stunde.

Jeder Mensch hat seinen eigenen Atem-Rhythmus, von dem er sich leiten lässt. Er spiegelt zu jeder Zeit seinen körperlichen und seelischen Zustand wider. Im Schlaf ist der Atem deutlich anders, als bei schneller Bewegung. Sowohl in Stress-Situationen, als auch beim Lachen oder beim Weinen verändert sich der Atem entsprechend.

Wir atmen ein, wir atmen aus – dieser Vorgang, der uns meist gar nicht bewusst ist und uns ganz selbstverständlich erscheint, ist in Wahrheit ein hochkomplexer Vorgang, ein Wunderwerk der Natur.

Die Atmung ist eine der wichtigsten Grundfunktionen des Lebens, die mit allen anderen Aspekten des menschlichen Organismus im Zusammenhang steht.

Der Mensch atmet etwa 20000 Atemzüge pro Tag, über 500 Millionen Mal in seinem Leben. Atmet er falsch, wird er krank. Das wusste bereits Buddha, der in seinen Schriften Tipps zum richtigen Atmen gibt. Auch bei den alten Ägyptern und im Alten Testament finden sich atemtherapeutische Ratschläge.

Beim Einatmen wölbt sich das Zwerchfell nach unten, beim Ausatmen nach oben. Diese Bewegung regt die Tätigkeit von Magen und Darm, Leber und Nieren an. Zudem wirkt die Atembewegung auf die Freisetzung zahlreicher Hormone und besitzt somit einen großen Einfluss auf Psyche und Körper. Umgekehrt beeinflussen seelische und körperliche Vorgänge den Atemrhythmus.

Pro Minute atmen wir ungefähr sechs Liter Luft ein und wieder aus. Diese Luft fließt am Kehlkopf und an den Stimmbändern vorbei über die Luftröhre in die Lunge, wo in den Bronchien und Alveolen (Lungenbläschen) der lebensnotwendige Gasaustausch stattfindet. Der Sauerstoff, der mit der Luft in die Lunge gelangt, wird vom Blut aufgenommen.

Im Gegenzug geben wir beim Ausatmen das im Körper produzierte Kohlendioxid mit der Luft ab. Atmen ist eine ausgefeilte Zusammenarbeit zwischen ganz unterschiedlichen Muskeln und Muskelgruppen. Durch Anspannung sorgt unser wichtigster Atemmuskel, das Zwerchfell, gemeinsam mit der Zwischenrippenmuskulatur dafür, dass der Brustkorb sich heben kann. So bekommt die Lunge ausreichend Platz, sich nach oben und vorne zu drehen. Zeitgleich zieht sich – bei richtiger, so genannter Bauchatmung – das Zwerchfell zusammen und macht zusätzlich unten Platz für die Lunge. Sobald sich die Atemmuskulatur wieder entspannt, kann die verbrauchte Luft entspannt ausgeatmet werden.

Unter Atmung an sich versteht man in physiologischer Hinsicht den Gasaustausch. Ein erwachsener Mensch atmet etwa 20000 Mal am Tag – jedes Organ, jeder Muskel, jede einzelne Zelle unseres Körpers benötigt Sauerstoff, um funktionsfähig bleiben zu können. Beim Einatmen wird der lebenswichtige Sauerstoff über die oberen und unteren Atemwege in den Blutkreislauf geleitet, von wo aus er im ganzen Körper verteilt wird.

Die Atmung führt zur stufenweisen Verbrennung von (gebundenem) Kohlenstoff und Wasserstoff, unter Zuhilfenahme von Sauerstoff. Dieser Prozess liefert die für den Organismus notwendige Energie, die für Bewegung, die Aufrechterhaltung einer konstanten Körpertemperatur und den Stoffwechsel gebraucht wird.

Man differenziert hierbei zwischen äußerer und innerer Atmung (Respiration). Unter der äußeren Atmung (auch Lungenatmung genannt) versteht man den Gasaustausch zwischen Luft und Blut. Die innere Atmung (auch Zellatmung genannt) stellt den Gasaustausch zwischen Blut und Zellen dar.

Die Lungenatmung ist für den Gaswechsel zuständig, also für den Austausch von Sauerstoff und Kohlendioxid mit der Umgebung. Die Sauerstoffaufnahme erfolgt in der Lunge und wird über den Blutkreislauf zu allen Körperzellen transportiert.

Die Zellatmung dient der Energiegewinnung in der einzelnen Zelle, hierbei wird Sauerstoff verbraucht und Kohlendioxid erzeugt.

Bei der inneren Atmung kommt es also zum Austausch von Sauerstoff und Kohlendioxid zwischen dem Blut und den Zellen.

Das Blut fungiert hierbei als Transportmittel für den Sauerstoff von der Lunge zu den Zellen – und umgekehrt führt das Blut das Kohlendioxid auch wieder mit zurück.

Die Atemfrequenz

Eine wichtige Kenngröße der Atmung ist die Atemfrequenz. Im Ruhezustand atmet ein Erwachsener etwa 15 Mal pro Minute ein und aus. Jugendliche haben eine Atemfrequenz von 16 bis 20 Atemzügen pro Minute. Unter Belastung kann sich die Atemfrequenz auf 50 Mal pro Minute steigern.

Ein Kleinkind hat eine Atemfrequenz von rund 25 pro Minute, ein Säugling etwa 30 pro Minute.

Ältere Menschen neigen wieder zum schnelleren Atmen, was aber oftmals auch Ausdruck verschiedener Erkrankungen sein kann. Der Sauerstoffverbrauch nimmt im Alter aufgrund der geringeren Stoffwechselleistung ab.

Obere und untere Atemwege

Die Atemwege werden in obere und untere Atemwege eingeteilt. Zu den oberen Atemwegen gehören der Mund, die Nase, die Nasennebenhöhlen, der Kehlkopf und der Rachen. Die Luft tritt über die Mundhöhle (Mundatmung) oder über die Nase (Nasenatmung) in den Körper. Die Nasenatmung hat u. a. den Vorteil, dass größere Fremdkörper von den Nasenhaaren im Bereich des Naseneingangs aufgehalten werden.

Nachdem die Luft die Nase passiert hat, gelangt sie in die Nasenhöhle, wo sie durch die Nasenschleimhaut gereinigt, angefeuchtet und angewärmt wird. Über den Rachen (griech. Pharynx) wird die Luft weiter zum Kehlkopf (griech. Larynx) geleitet.

Die Stimmbänder markieren die Grenze zwischen den oberen und unteren Atemwegen.

Zu den unteren Atemwegen zählen die Luftröhre und die Lunge mit ihren unzähligen Verästelungen – den Bronchien und den Bronchiolen.

Die Luftröhre (griech. ***Trachea***) verzweigt sich in zwei Hauptbronchien - innerhalb der Lunge erfolgt anschließend eine Weiterverzweigung in zahlreiche Äste, die Bronchien. Aus den Bronchien entspringen die noch kleineren Bronchiolen. Am Ende der Atemwege befinden sich schließlich die kleinen Lungenbläschen (Alveolen), durch welche Sauerstoff in die Kapillargefäße übertritt und auf umgekehrtem Weg Kohlendioxid aus dem Blut an die Lunge abgegeben wird.

Um den Abtransport von Fremdkörpern – die mit der Atemluft aufgenommen werden - aus der Lunge zu gewährleisten, sind die Atemwege mit einem spezialisierten Epithel ausgekleidet, dem sogenannten Flimmerepithel.

Die oberen und unteren Atemwege sind jedoch keine getrennten Systeme, sondern sie bilden vielmehr eine funktionale Einheit. Über den Rachen und die Schleimhäute sind sie auch anatomisch miteinander verbunden.

Wenn wir einatmen, strömt die Luft über den Mund- und Nasenraum, den Kehlkopf und die Luftröhre in unsere Lunge. Die Lunge teilt sich in zwei Lungenflügel und fünf Lungenlappen auf. In den Lungenbläschen – den kleinsten Verästelungen des Bronchialsystems – findet der Gasaustausch statt. Der Gasaustausch besteht aus der Aufnahme von Sauerstoff in den Blutkreislauf und der Abgabe von Kohlenstoffdioxid, welches letztendlich mit der Ausatmung abtransportiert wird.

Man kann die Funktion der Lunge mit einer Art Blasebalg vergleichen. Beim Ausatmen dehnt sich die Lunge aus, um die einströmende Luft aufzunehmen, und beim Ausatmen zieht sie sich wieder zusammen. Der Brustkorb hebt und senkt sich, um der ausdehnenden Lunge den nötigen Raum zu verschaffen.

Die Atmung ist das Resultat einer koordinierten Muskeltätigkeit

An der Atmung sind mehrere Muskeln beteiligt, die als Atemmuskeln bezeichnet werden.

Beim Einatmen unterscheidet man Brust- und Bauchatmung.

Bei der Bauchatmung (Zwerchfellatmung) wird das Zwerchfell angespannt – Dieses liegt direkt unterhalb der Lunge und trennt die Brusthöhle von der Bauchhöhle. Die Aufgabe des Zwerchfells besteht darin, durch entsprechende Kontraktionen das Heben und Senken des Brustkorbs zu veranlassen. Beim Einatmen spannen sich das Zwerchfell und die Atemhilfsmuskeln an und übertragen hierbei Druck auf den Brustkorb. Auf diese Weise vergrößert sich der Brustkorb und die Lunge dehnt sich elastisch aus. Durch den entstehenden Unterdruck kann Luft einströmen, infolgedessen wird Sauerstoff in das Bronchialsystem transportiert.

Im Gegensatz hierzu werden bei der Brustatmung beim Einatmen die Zwischenrippenmuskeln angespannt. Dadurch heben sich die Rippen und entsprechend auch der Brustkorb, der Brustraum vergrößert sich. Da die Lunge fest an der Brustkorbwand anliegt, folgen die elastischen Lungenflügel der Ausweitung des Raumes – es erfolgt eine Dehnung der Lungenflügel. Die so erweiterten Lungenflügel saugen nun Außenluft an, die über die Luftröhre und die Bronchien einströmt.

Die Atmung kann also nicht ohne koordinierte Muskeltätigkeit ablaufen – so ist die Muskeltätigkeit zum Heben und Senken des Brustkorbs (Brustatmung) sowie des Zwerchfells (Bauchatmung) nötig. Durch die Muskeltätigkeit entsteht ein Atemstrom, der die Atemluft über die Atemwege in die Lunge befördert, wo der Gasaustausch stattfindet.

Im Allgemeinen werden Brust- und Bauchatmung miteinander kombiniert, sowohl bei tiefer als auch bei oberflächlicher Atmung. Bei Frauen spielt die Brustatmung vermutlich eine größere Rolle als bei Männern – angeblich, weil diese eher als Männer um eine gute Figur bemüht sind und daher darauf achten, ihren Bauch einzuziehen. Mit zunehmendem Alter und damit abnehmender Elastizität des Brustkorbs gewinnt hingegen die Bauchatmung gegenüber der Brustatmung an Bedeutung.

Bei der Ausatmung (Exspiration) entspannt sich die Atemmuskulatur, die Lunge zieht sich zurück und der Brustkorb senkt sich wieder. Infolge des Überdrucks strömt die Luft über die Atemwege wieder nach außen. Die Ausatmung kann durch den aktiven Einsatz der Atemmuskulatur verstärkt werden.

Die spirituelle Bedeutung des Atems

Alle antiken Hochkulturen kannten die außergewöhnliche Bedeutung des Atems. Der Name der **ägyptischen Göttin Serket** bedeutet wörtlich ***„Die, die atmen lässt“***. Die Göttin stammt ursprünglich aus dem fruchtbaren Nildelta und ihr Kult zählt zu den ältesten im Land der Pharaonen. So finden sich Zeugnisse für ihre Verehrung schon in der ersten Dynastie. In ihrer bekanntesten Darstellung tritt sie als Frauengestalt mit einem Skorpion auf dem Kopf auf, weshalb sie auch als Skorpiongöttin bezeichnet wird. Was bei all den Darstellungen verwundert, ist jedoch, dass der Skorpion, den die Göttin auf dem Kopf trägt, nicht den charakteristischen Stachel aufweist. Dieser gleicht eher einem Atemrohr. In der Tat wurde der Göttin nachgesagt, mit ihrem Atem die Bisse von Schlangen und Skorpionen heilen zu können.

Auch die Zeremonie der Mundöffnung bei den Mumien ist eng mit der kultischen Bedeutung des Atems verknüpft. Bevor die einbalsamierte Leiche in die Grabkammer gebracht wurde, öffnete der Hohepriester den Mund mit einem speziellen Werkzeug. Auf diese Weise konnte ein Weiterleben, symbolisiert durch den Atem, auch im Reich der Toten garantiert werden.

Auch in **animistischen Religionen** (= **Glaube an die Allbeseeltheit der Natur**) gibt es Rituale, bei denen sich der Schamane mit bestimmten Atemübungen in den Zustand der Ekstase und in Trance versetzt. Die Atemseele bezeichnet in diesen Kulturkreisen oft einen Teilaspekt der Seele.

Auch glaubt man bei Naturvölkern häufig, dass sich im Wind die Seelen der Geister und Ahnen zu erkennen geben. Manchmal inkarniert sich die Seele sogar über den Atem, denn der Lebenshauch verlässt den Menschen im Moment des Todes, während woanders eine neue Existenz beginnt, sobald der erste Atemzug nach der Geburt gemacht wird.

Ein fauliger Atem wird hingegen in animistischen Vorstellungen oft mit bösen Geistern verknüpft. Hintergrund hierfür sind Gerüche, die beim Verwesen eines Leichnams oder eines Tierkadavers entstehen und durch die Luft transportiert werden. Es gibt Ethnologen, die davon ausgehen, dass in den präkolumbianischen Kulturen Südamerikas sogar Brandopfer an die Atmung gebunden waren. Denn wenn ein Opfertier verbrannt wurde, stieg dessen Lebensatem durch die Luft zu den Göttern hinauf.

Die Vorstellung einer Atemseele liegt auch den altmodischen Begriffen Odem oder Lebenshauch zugrunde. Im **Lateinischen** hat der Begriff ***anima*** sowohl die Bedeutung Seele als auch Atem.

In der Psychologie von **Carl Gustav Jung (1875-1961)** wird der Begriff ***Anima*** wieder aufgegriffen und mit dem Begriff ***Animus*** kombiniert. ***Anima*** und ***Animus*** werden von Jung unter dem Oberbegriff Seele zusammengefasst. Bei den beiden Bezeichnungen handelt es sich um die wichtigsten Archetypen. Unter Archetypen versteht man Urbilder der Seele, die allen Menschen gemein sind und die nicht auf persönlichen Erfahrungen beruhen.

Gemäß der Lehre Jungs wird das Weibliche im Mann ***Anima***, das Männliche in der Frau dagegen ***Animus*** genannt. ***Animus*** und ***Anima*** sind präexistente Aspekte jeder Persönlichkeit, die von vornherein als unabhängige und autonome Größen in der Gesamtpersönlichkeit enthalten sind. Man kann diese Archetypen auch als sogenannte Unter-Persönlichkeiten innerhalb der Psyche eines jeden einzelnen bezeichnen - diese sind klar getrennt von der bewussten Persönlichkeit.

Animus hat hierbei verschiedene Bedeutungen, es kann den Geist oder die Seele bezeichnen, aber auch Stimmungen, Leidenschaft und sogar das Gedächtnis. Auch die Lebenskraft, das Leben, der Charakter und die Gesinnung können durch den Begriff ***Animus*** ausgedrückt werden. ***Animus*** betont eher den abstrakten, mächtigen und inspirierenden Aspekt, ***Anima*** ist dagegen eher Ausdruck u. a. der natürlichen Phänomene Wind und Luft.

Der Atem gehört hierbei bei Jung nicht zum persönlichen Unterbewusstsein eines Menschen, sondern zum kollektiven Unterbewusstsein.

Vorstellen kann man sich dieses kollektive Unterbewusstsein als eine Art riesiges Lager, in dem das gesamte psychische Erbe der Menschheit angesammelt ist. Es hat sich, ähnlich dem biologischen Körper, in einer eigenen Evolution geprägt und angepasst.

Eine Weltenseele, die als ***Atman*** bezeichnet wird, kennen die **Inder**. Darunter ist das wahre Selbst des Menschen zu verstehen, das von Wahrnehmungen, Gefühlen und äußeren Einflüssen unverändert bleibt.

Ein Schlüssel zum Kern dieser ewigen Persönlichkeit ist der Atem. Der **Hinduismus**, die Religion des indischen Subkontinents, setzt die Atmung mit der Lebensenergie ***Prana*** in Zusammenhang. ***Prana*** ist dabei ein Begriff, der in den religiösen Texten, den **Upanishaden**, mit am häufigsten verwendet wird. Auch wenn der Körper eines Tages stirbt, zeichnet sich ***Prana*** durch Unsterblichkeit aus, denn es kann nicht durch die Sinne des Körpers kontrolliert werden. Es ist auch nicht möglich, diese Energie durch schlechte Gedanken zu verderben, ***Prana*** wirkt sogar wie ein spirituelles Schutzschild, das den Menschen vor schädlichen Einflüssen schützen kann.

Buddha hat indes Kritik am Konzept von **Atman** ausgeübt. Für ihn war die Erkenntnis, dass eine derartige unzerstörbare ewige Persönlichkeit nicht existiert, Kern seiner neuen Lehre und der Weg, um zur Erlösung zu gelangen.

Der indische Fürstensohn Siddharta Guatama, der etwa um 560 vor unserer Zeitrechnung geboren wurde, hat mit dem Buddhismus die zweite große Religion des indischen Subkontinents begründet. Aufgewachsen in einer vom Hinduismus geprägten Kultur waren dem historischen Buddha - so lautete sein Ehrenname - Praktiken des Yoga und natürlich das Konzept des Pranayama vertraut. Die Buddhanatur entspricht dem Pranayama im ursprünglichsten Sinn. Denn ein Buddha ist jemand, der erwacht ist und dem es - aus eigener Kraft, Vollkommenheit und Reinheit - gelungen ist, seine ihm innewohnenden Potenziale bis zur absoluten Perfektion zu entfalten.

Die absolute Weisheit geht mit einem unendlichen Mitgefühl einher, doch das Erwachen von beidem ist nicht mit dem Verstand zu erfassen - man sagt, das Erwachen sei so tiefgründig wie ein Ozean.

Im Buddhismus gibt es keinen obersten Gott im klassischen Sinn, wobei Buddha meist wie ein Gott verehrt wird, denn es ist ihm gelungen, den Kreislauf von Tod und Wiedergeburt zu durchbrechen und sogar schon zu Lebzeiten Nirwana - d. h. den Austritt aus dem Kreislauf des Leidens und der Wiedergeburten - durch Erwachen zu realisieren.

Buddha hat sich selbst als Religionsstifter bezeichnet. In seinen Lehrreden, die Sutren genannt werden, erklärt der historische Buddha die Wege zu einem guten Leben. In dem Anapanasati-Sutra und dem Sanpatthana-Sutra steht das Atmen im Mittelpunkt - als ein Weg, der auch aus tiefer Verzweiflung führt. Das Atmen wird von Buddha als ein Weg zur inneren Sammlung beschrieben und dient dazu, Grundlagen der Meditation zu vermitteln. Vor der Meditation gilt es, sich in der Praxis des achtsamen Atmens zu üben, um die notwendige Sammlung zu erlangen.

Das Judentum ist die älteste der drei abrahamitischen Weltreligionen, in deren Zentrum der Glaube an einen Gott steht. Charakteristisch für diese Religion ist, dass es kein eigentliches irdisches Oberhaupt gibt. Mit dem Rabbiner existiert lediglich eine Art Gemeindevorsteher, der die religiöse Schrift Thora studiert hat und diesbezüglich zu allen Fragestellungen jüdischen Lebens beraten kann.

Bei der Thora handelt es sich um den Teil der Bibel, der bei den Christen als das Alte Testament bekannt ist. Die andere wichtige jüdische Schrift ist der Talmud, der dabei hilft, die Berichte aus der Bibel zu interpretieren und zu verstehen. Im Judentum gilt der Mensch als Einheit von Körper und Seele. Die Kraft, die dem Organismus das Leben gibt, wird als neschama oder ruach bezeichnet, was wörtlich Atem oder Wind bedeutet. Als neschama wird im Buch Genesis der Hauch genannt, den Gott dem von ihm erschaffenen Menschen Adam in die Nase blies, was ihn zu einem lebendigen Wesen machte.

Die Lebenskraft Atem verlässt den Menschen erst beim Tod. Es gibt im Judentum keinerlei Belege für die Existenz von neschama vor der Entstehung des Körpers und auch kein Konzept der Unsterblichkeit dieser Kraft.

Sie ist untrennbar mit dem Körper verbunden, aber nicht nur auf den Menschen anwendbar, denn der Ausdruck wird auch für Tiere verwendet. Interessant ist, dass der Bezeichnung ruach zusätzlich noch die Bedeutung von Geist zukommt.

Christen glauben an die Trinität Gottes - d. h. sie glauben an Gott, den Vater, Jesus, den Sohn sowie an den Heiligen Geist.

Um das Konzept des Heiligen Geistes zu verstehen, hilft es, sich bewusst zu machen, dass die klassischen Sprachen ausschließlich den Begriff Atem oder Luft benutzen, um den Heiligen Geist zu benennen.

Während die Bezeichnung auf **Hebräisch** ***ruach*** lautet, ist der **altgriechische** Begriff hierfür ***pneuma*** und der **lateinische** ***spiritus***. Alle drei Idiome stammen aus der Sprache der Bibel.

Der Heilige Geist wird oft durch Feuer dargestellt, so kommen zu Pfingsten laut der **Apostelgeschichte (Kapitel 2, Vers 3)** Feuerzungen über die Jünger Jesu und befreien sie zum Reden. Bei seiner Taufe sah Jesus - gemäß dem **Evangelium nach Matthäus (Kapitel 3, Vers 16)** - den Heiligen Geist in Gestalt einer Taube auf ihn herabkommen. Im **Johannesevangelium (Kapitel 20, Vers 19-22)** erscheint der auferstandene Jesus seinen Jüngern und haucht sie an, damit sie den Heiligen Geist empfangen können. Der Heilige Geist ist damit spiritueller Atem, den ein Mensch benötigt, um als Christ leben zu können. Das Christentum verfügt zudem über eine ausgeprägte musikalische Tradition zum Lobe Gottes. Im Mittelpunkt steht die Singstimme, denn über viele Jahrhunderte hinweg war Instrumentalmusik im Gottesdienst verboten. Die Basis eines jeden Gesanges ist eine gesunde Atemtechnik. Wenn Mönche Choräle singen oder Psalmen beten, lernen sie beim Einstudieren automatisch, kleine Atempausen zwischen den einzelnen Versen einzuhalten. In den Noten erkennt man diese Pausen an einem Stern, der Sela genannt und als Ruhepunkt interpretiert wird. Durch diese kleine Atempause wächst die Achtsamkeit. Aus den christlichen Ostkirchen stammt die Tradition des Herzensgebetes. Es besteht nur aus dem auf das **Evangelium** zurückgehenden Ruf ***„Herr Jesus Christus, erbarme dich“***.

Da der Text so kurz ist, kann er in nahezu unbegrenzter Anzahl rhythmisiert wiederholt werden. Die besondere spirituelle Dimension erhält dieses Gebet dadurch, dass sich die Worte mit dem Ein- und Ausatmen verbinden. Dadurch werden nicht nur Körper und Seele miteinander verwoben, sondern die Atemzüge selbst werden zum Gebet.

Ein ähnliches Prinzip existiert im Islam mit dem Dhikr-Ritual der Sufis, bei der die 99 Namen Allahs in Kombination mit dem Atem zu einem machtvollen spirituellen Werkzeug werden.

Etymologisch gesehen verwenden alle alten Sprachen für Atem dasselbe Wort wie für Seele oder Geist. Im Lateinischen heißt spirare atmen und Spiritus Geist, ein Wortstamm, dem wir in dem Wort Inspiration wiederfinden. Dieses Wort bedeutet wörtlich Einhauchen - was mit Einatmen und Hineinnehmen untrennbar verbunden ist. In der indischen Lehre ist der Atem Träger der eigentlichen Lebenskraft, die Prana genannt wird. In der biblischen Schöpfungsgeschichte haucht Gott dem geformten Erdenkörper seinen göttlichen Odem ein und macht so den Menschen zu einem lebendigen Seelenwesen.

Durch dieses Bild sind wir dem Geheimnis des Atems schon sehr nahe: Der Atem gehört nicht zu uns, noch gehört er uns. Der Atem ist nicht in uns, sondern wir sind im Atem. Über den Atem sind wir ständig verbunden mit etwas, was jenseits des materiellen Körpers ist.

Atem und Qigong

Die Quellen der ganzheitlichen chinesischen Bewegungskunst Qigong reichen mehr als 2500 Jahre zurück. Damals entdeckte man, dass es eine Lebensenergie gibt, die sowohl im Kosmos als auch in jedem Lebewesen vorhanden ist. Im menschlichen Körper strömt diese Lebensenergie in Bahnen, die Meridiane genannt werden. Es gibt Publikationen, die Qi als Atem übersetzen, doch das ist nicht ganz korrekt. Es handelt sich beim Atem eher um eine Quelle des Qi. Qigong definiert sich demzufolge als eine Energiearbeit mit Atemübungen.

Wenn die Energie der Achtsamkeit folgt, dann richtet sich die Achtsamkeit nach dem Atem und dieser zeichnet dafür verantwortlich, die Bewegungen im Qigong zu leiten. Qi kann mit der Ernährung und der Atmung aufgenommen werden. Letzteres Qi sorgt für die Funktion von Herz, Kreislauf und Lunge. Daneben gibt es noch ein angeborenes Qi. Zusammen bilden diese Energieformen einen Schutzschild für den Organismus.

Qigong hilft, den aus dem Gefüge geratenen Atem wieder zu regulieren. Dabei sind die beiden Prinzipien Yin und Yang entscheidend. Bei Yin und Yang handelt es sich um bipolare Kräfte wie etwa Himmel und Erde, hell und dunkel, Tag und Nacht oder Sonne und Mond. Yin und Yang bedingen sich gegenseitig, genauso wie die Einatmung die Ausatmung voraussetzt. Das aktive Prinzip Yang steht dabei für das Einatmen, das passive Yin für das Ausatmen.

Qi wird über bestimmte Energiepunkte des Körpers - z. B. durch entsprechende Bewegungen - aufgenommen.

Die Lunge wird auch als Meister des Qi bezeichnet und ist dem Metallelement zugeordnet. So wie die Erde - einem Gefäß gleich - Metall einschließt, so gilt auch die Lunge als Aufbewahrungsbehältnis der Atemluft.

Zusammen mit dem Dickdarm, der Leber, der Lymphe und der Haut gilt die Lunge zudem als Reinigungsinstitution des Körpers.

Die Atmung, die im Qigong als selbstverständlich und somit absolut natürlich betrachtet wird, ist die tiefe Bauchatmung. Während die Wirbelsäule in Schwingungen gerät, wölbt sich die Bauchdecke nach vorne und gleitet anschließend sanft wieder zurück. Wenn im Qigong von einer reinen Bauchatmung gesprochen wird, handelt es sich um eine Atemtechnik, bei der die Lebensenergie Qi im Inneren des Körpers verbleibt und aktiviert wird, jedoch nicht nach außen abgegeben wird.

Die normale Atmung wird auch als buddhistische Atmung bezeichnet. Hier werden Rippen, Brustbein, Flanken, Bauchdecke und Zwerchfell aktiviert, weiter sogar der Beckenboden. Kosmische Lebensenergie kann durch diese Atemtechnik sehr gut nach außen gebracht werden.

Die umgekehrte Bauchatmung wird angewandt, um im Qigong das Immunsystem zu stärken.

Dabei wird die Lebensenergie durch die beim Einatmen zurückgezogene Bauchdecke ins Knochenmark geleitet und von dort wieder Richtung Körperoberfläche, wo die Abwehrkräfte aktiviert werden. Die Wellenatmung im Qigong vermag die Wirbelsäule zu belüften und massiert die inneren Organe. All diesen Atemtechniken ist gemeinsam, dass bei ihnen ganz im Sinne von Yin und Yang eine Ausdehnung und Verengung stattfindet. Die reinigende Atmung betont die Ausatmung. Der Atemausstoß erfolgt durch den weit geöffneten Mund, die Idee dahinter ist, dass verbrauchtes Qi abgegeben wird. Bei der tonisierenden Atmung geht es hingegen darum durch eine kräftige Einatmung neues Qi aufzunehmen.

Besonders interessant ist die aus dem Taoismus stammende Übung der sechs heilenden Laute. Indem die Stimme mit einbezogen wird, entstehen im gesamten Organismus heilende Schwingungen. Jedes Organ bekommt einen eigenen Laut zugeteilt, die Übung wird mit einer normalen Bauchatmung absolviert. Verbrauchtes Qi kann auf diese Weise über die gesamte Körperoberfläche ausgeleitet werden. Mittlerweile haben etliche Qigong-Lehrer die vielfältigen Übereinstimmungen der lunaren und solaren Atmung mit der uralten chinesischen Technik erkannt und bieten atemtypgerechte Bewegungsübungen an, wodurch ebenso interessante wie wohltuende Synergieeffekte entstehen.

Pranayama – Zusammenführung von Körper und Geist durch Atemübungen

Im Yoga werden Atemübungen als ***Pranayama*** bezeichnet. Dabei wird durch die Nase geatmet, mit Betonung des Ausatmens. Es soll doppelt so lange dauern wie das Einatmen. Der Rhythmus soll den Atem fließen lassen und für Leichtigkeit in den Bewegungen, für Klarheit der Gedanken und Ruhe im Alltag sorgen.

Pranayama setzt sich aus den Wörtern ***prana*** und ***ayama*** zusammen. Das **Sanskritwort** ***prana*** bedeutet Lebensenergie und das Verb ***ayama*** ausdehnen oder vergrößern. Es geht also um die Ausdehnung vitaler Energie im menschlichen Organismus.

Die erste Erwähnung dieses Konzeptes findet man in den altindischen Schriften der Veden in der Zeit zwischen 2500 und 600 vor Christus.

Pranayama stellt als viertes Glied im Raja Yoga - einem der klassischen Yogawege - die Zusammenführung von Körper und Geist über entsprechende Atemübungen dar. Seit den Anfangszeiten des Yoga wurde diese Disziplin immer weiter entwickelt und verfeinert. Unabhängig davon, ob eine Yogaschule mehr die physischen oder spirituellen Aspekte des ***Pranayama*** in den Vordergrund stellt, ist das Ziel jedoch immer die Kontrolle des Atems.

Neben dem Raja Yoga praktiziert auch das Hatha Yoga, zu dem auch Kriya Yoga (= **Reinigungsübungen**) gehört, ***Pranayama***.

Bei Hatha Yoga handelt es sich um das jüngere System. Pranayama wird im Hatha Yoga als spirituelle Disziplin verstanden.

Eine der Techniken des ***Pranayama*** verlangt, jeweils im Wechsel durch eine Nasenöffnung zu atmen. Indem sogenannte bandhas oder Verschlüsse hinzugefügt werden, kann der Fluss der Vitalkraft Prana in den feinstofflichen Kanälen, die im Yoga als Nadis bezeichnet werden, im Körper unter Kontrolle gehalten werden. In einem Yoga-Sutra (**Sutra: Im Sanskrit Bezeichnung für einen kurzen, durch seine Versform einprägsamen Lehrtext des indischen Schrifttums**) wird die Technik als ***„Verebben der gedanklichen Welten im Geist"*** bezeichnet. Ziel ist eine Transzendierung des Ichs und das Erlangen des reinen Bewusstseins, das man Samadhi nennt.

Aufgrund dieser Tiefenwirkung wird Pranayama oft vor der Meditation praktiziert. Im Hatha Yoga geht man davon aus, dass eine gestörte Atmung einen gestörten Geist nach sich zieht. Wird die Atmung dagegen beherrscht, kann sich der Geist in einer ausgeglichenen Weise der Kontemplation (= **konzentriertes Betrachten**) widmen.

Obwohl oder gerade weil Prana feinstofflich ist, kann es so intensiv sein. Es wird auch als Essenz der Schöpfung bezeichnet. Prana allein mit Atem zu übersetzen, wie es oft geschieht, wird dem Konzept dabei nicht gerecht. Auch die Umschreibung mit dem Begriff Atemkontrolle trifft es nicht, da Prana eher metaphysisch als die Verbindung zwischen Materie und Bewusstsein verstanden werden sollte.

Konkret bedeutet das, dass Prana Körper und Geist des Menschen mit dem allumfassenden kosmischen Bewusstsein verbindet. Um dieses Prana zu lenken, ist die Beherrschung des Atems Voraussetzung.

Pranayama wird daher zunächst über eine einfache Abfolge diverser Atemübungen gelehrt. Daneben ist es möglich, Pranayama auch intuitiv zu erfassen. Dies ist z. B. möglich, wenn eine Frau im Kreißsaal in den Wehen liegt, wenn ein Sportler vor dem Wettkampf tief durchatmet oder wenn an einer wundervoll duftenden Blüte geschnuppert wird.

Pranayama basiert hierbei auf drei Prinzipien

- Einatmung (puruka)
- Ausatmung (rechaka)
- Aussetzen der Atmung (kumbhaka)

Die verschiedenen Atemübungen arbeiten hierbei stets mit dem Wechselspiel dieser drei Komponenten. Die Übergänge zwischen den drei Bausteinen sollen so leicht und fließend wie möglich sein, wobei die Atmung selbst gleichmäßig bleiben sollte. Der Fokus liegt auf dem Punkt zwischen den Augenbrauen, der auch als Drittes Auge oder ajna chakra bekannt ist. Kopf, Nacken und Rückgrat befinden sich idealerweise in einer Linie. Da Pranayama den natürlichen Atemvorgang erweitert, wird der Bauch sich beim Einatmen etwas nach außen wölben und beim Ausatmen wieder zurückziehen.

Befindet sich der Geist hingegen in Aufruhr, wird flach und höchstens bis in den Brustkorb geatmet. Das hat zur Folge, dass sich die Bewegung umdreht und sich der Bauch beim Ausatmen vorwölbt und beim Einatmen einzieht.

Jede Übung im Pranayama beginnt mit einer sehr langen Ausatmung. Darauf bauen nicht nur die Folgetechniken auf, sondern es entsteht so auch ein Zustand der Ruhe und der Entspannung.

Pranayama hat zahlreiche positive Effekte auf Körper, Geist und Psyche. Zunächst lernt man, wieder in den richtigen Atemfluss zu kommen, denn viele Menschen haben im Laufe ihres Lebens verlernt, das volle Potenzial ihrer Lunge zu nutzen. Die Folge ist eine flache Brustatmung.

Durch die Pranayama-Atemtechniken, die im Yoga gelehrt werden, ist es möglich, die Kapazität der Lunge entscheidend zu verbessern. Richtiges Atmen aktiviert auch den Stoffwechsel, Pranayama hilft also u. a., die Verdauung zu verbessern. Giftstoffe können so ebenfalls leichter ausgeleitet werden. Auch das Immunsystem wird durch eine regelmäßige Anwendung der Atemübungen gestärkt, die Anfälligkeit für Infekte wird reduziert.

Die Kontrolle des Atems sorgt für ein Gefühl innerer Ruhe und Gelassenheit. Das hilft im Alltag, sich besser zu fokussieren und zu konzentrieren. Wer im Beruf viele Entscheidungen treffen muss, kann auf diese Weise zu mehr Klarheit und Eloquenz gelangen.

Im Hatha Yoga und im Raja Yoga wird gelehrt, wie die Lebenskraft Pranayama kontrolliert und bewusst gesteuert werden kann.

Die Atemtechniken aktivieren verschiedene Bereiche im Gehirn. Während die reflexartige, unbewusste Atmung eher über simple Gehirnfunktionen gesteuert wird, liegt das für die bewusste Atmung verantwortliche Zentrum in der Großhirnrinde, wo alle komplizierteren Mechanismen angesiedelt sind. Das Gehirn wird durch die Übungen stimuliert und entwickelt sich weiter.

Mittlerweile kursieren im Internet relativ viele Anleitungen für Pranayama. Auf diversen Webseiten kann man sich zwar Anregungen holen, doch handelt es sich bei Pranayama um eine machtvolle Energie, die gerade am Anfang von kompetenter Seite aus überwacht werden sollte. Denn immer wenn sich das Atemmuster verändert, sind auch die körperlichen Empfindungen und der Gemütszustand im Wandel begriffen. Auch ein Schwindelgefühl kann zu Beginn auftreten, weshalb die Begleitung durch einen Yogalehrer empfehlenswert ist.

Trotz allem ist es ratsam, vorab die eigene Atmung wieder neu kennenzulernen. Hierzu empfiehlt sich die Bauchatmung. Dabei kann man grundsätzlich nichts falsch machen, da es sich um einen ganz natürlichen, instinktiven Vorgang handelt.

Wer richtig in den Bauch atmet, beruhigt Psyche und Geist und kann das größtmögliche Atempotenzial ausschöpfen. Die Bauchatmung wird auch als Zwerchfellatmung bezeichnet, da die Lungenbläschen, die dafür sorgen, dass sich Sauerstoff und Blut verbinden können, von diesem Muskel aktiviert werden.

Je besser das Zwerchfell trainiert ist, umso kräftiger ist die Bauchatmung. Am einfachsten lässt sich die Bauchatmung über ein intensives Gähnen kennenlernen. Denn Gähnen ist eine natürliche tiefe Atmung und ein simpler Entgiftungsmechanismus. Gähnen sollte daher nie unterdrückt werden.

Um die Bauchatmung kennenzulernen, gibt es eine einfache Übung, die herrlich entspannend wirkt und auch zwischendurch ausgeführt werden kann. Der Körper liegt hierbei mit dem Rücken auf einer bequemen Unterlage, die Beine sind aufgestellt und angewinkelt. Die Arme liegen locker neben dem Körper. Nun ertasten die Hände die Bauchdecke und werden auf diese gelegt - eine Hand befindet sich oberhalb des Nabels, die andere unterhalb. Allein diese Geste hilft schon, sich zu sammeln. Die Hände ruhen jetzt sanft auf der Bauchdecke, es kann erspürt werden, wie sich die Bauchatmung nun automatisch einstellt und nach einer Weile immer mehr vertieft. Das verschafft ein Gefühl der Erdung und der Zentriertheit. Diese Übung kann so lange fortgeführt werden, wie es angenehm ist. Um die Übung zu beenden, genügt es, sich ausgiebig auf der Unterlage zu räkeln und zu strecken sowie herzhaft zu gähnen.

So essenziell der Atem ist, so empfindlich ist er auch. Die genannte Übung hilft, in eine Atem-Achtsamkeit zu kommen. Denn der Atem verändert sich bereits ab dem Zeitpunkt, an dem er beobachtet oder erspürt wird. Versucht man jedoch, ihn in ein bestimmtes Korsett zu zwingen, entstehen schnell Verspannungen, was dazu führt, dass im wahrsten Sinne des Wortes die Luft wegbleibt. So paradox es klingen mag, einer der ersten Schritte, um den Atem im Pranayama zu kontrollieren, ist es, von ihm überhaupt nichts zu wollen, nicht auf ihn einzuwirken, sondern einfach nur zu vertrauen.

Die Feueratmung

Die Feueratmung ist eine spezielle Form der Reinigungsatmung, welche dazu geeignet ist, den Körper gründlich zu entgiften. Da bei dieser Form der Atmung sehr schnell geatmet wird, wird die Lunge gereinigt und der Sauerstoffgehalt des Blutes wird stark erhöht. Die Lungenkapazität erhöht sich, Kreislauf- und Herztätigkeit verbessern sich. Die Atemwege werden gründlich gereinigt, daher ist die Feueratmung eine gute Vorbeugung gegen Heuschnupfen, Asthma, verstopfte oder entzündete Nasennebenhöhlen sowie Erkältungskrankheiten. Weiter werden Leber, Herz und Magen auf wohltuende Weise massiert. Der ganze Körper wird gereinigt, und entschlackt, Stoffwechselvorgänge werden verbessert. Das Sonnengeflecht wird aktiviert und das innere Feuer wird angeregt.

Üblicherweise wird die Schnellatmung im Sitzen ausgeführt, sie kann aber auch im Stehen oder Gehen erfolgen. Die Atmung erfolgt mit deutlicher Betonung der Ausatmung, welche kraftvoll und aktiv ist, während die Einatmung passiv ist und reflektorisch erfolgt.

Der Übende konzentriert sich ganz auf die Ausatmung, die Einatmung erfolgt automatisch.

Die verstärkte Ausatmung bedingt die stark reinigende Kraft dieser Übung. Beim Einatmen hebt sich die Bauchdecke, beim Ausatmen senkt sie sich. Es wird tief und entspannt geatmet. Man beginnt zunächst mit ca. 20 Atemstößen, später kann man auf 40 bis 60 Atemstöße steigern.

Während der Übung verharren Kopf und Oberkörper in Ruhe, nur die Bauchdecke wird bewegt. Die Feueratmung wird häufig mit der Wechselatmung kombiniert, welche nach der Schnellatmung praktiziert wird.

Die Schnellatmung wird auch als Mittel zur Bewusstseinsveränderung eingesetzt. Der Kopf wird leer und frei, die Gedanken werden unterbrochen. Deshalb dient die Schnellatmung auch zur Vorbereitung der Meditation.

Falsche Atemtechniken – Ursachen und Folgen

In der modernen Zivilisation haben die meisten Menschen den Zugang zu einer natürlich funktionierenden Atmung völlig verloren - so haben sehr viele Menschen ein gesundes Verhältnis von Brust- und Bauchatmung verlernt. Folgen sind neben Beschwerden im Bewegungsapparat, im Herz-Kreislauf-System, im Lungensystem auch zahlreiche psychische Beschwerden.

Gründe für eine falsche Atmung gibt es indes viele. Eine der Hauptursachen liegt in einer gekrümmten Körperhaltung, die vielfach durch langes Sitzen am Schreibtisch entsteht.

Wer falsch, mit gebeugtem Rücken und eingezogenem Zwerchfell sowie hängenden Schultern am Tisch sitzt, schädigt nicht nur die Wirbelsäule – die eingeklemmte Bauch- und Zwerchfellmuskulatur verhindern auch richtiges Atmen. Auch Muskelverspannungen und Stress lassen die Luft wegbleiben.

Deshalb lautet die Devise, dass man gerade und entspannt sitzen sollte, der Nacken sollte hierbei leicht gedehnt sein. Auch an einem qualitativ hochwertigen Stuhl sollte nicht gespart werden.

Denn das Resultat einer nicht korrekten Sitzweise ist eine falsche Atmung – diese ist zu flach und geht nicht mehr tief in den Bauch hinein.

Doch auch in der Freizeit, zum Beispiel auf dem Sofa vor dem Fernseher, lässt sich falsches Atmen antrainieren.

Es gibt indes diverse Beschwerdebilder, die aus einer nicht korrekten Atmung resultieren können. Besonders typisch sind Verspannungen im Brust- und Rückenbereich. Betroffene fühlen sich in ihrem Bewegungsradius eingeschränkt und haben das Gefühl, nicht mehr richtig durchatmen zu können.

Begleitet werden diese Symptome häufig auch von der Annahme, keine Luft mehr zu bekommen, es herrscht im wahrsten Sinne des Wortes Atemnot. Auch der Rhythmus des Atmens selbst kann außer Takt geraten.

Manchmal ist die Atmung hektisch und sehr schnell, aber gleichzeitig sehr flach. Gepresste Atemzüge, bei denen ein Schnaufen oder Pfeifen mitschwingt, sind ebenfalls möglich. Zuweilen wird auch ein Anhalten der Atembewegung sowie eine stockende Atmung beobachtet. Bei anderen Menschen wiederum überschlägt sich der Atem sogar, es kommt zu einer ruckartigen Atmung. Häufig ist hierbei noch permanent der Bauch angespannt, was zu einem ungesunden Druck in der Bauchgegend führt.

Auch bei hartnäckigem Reizhusten, der keine physiologische Ursache hat, muss an eine falsche Atmung gedacht werden.

Eine flache Brustatmung führt aber nicht nur zu einem Gefühl der Enge und zu Verspannungen, sondern auch zu einer mangelnden Sauerstoffversorgung des Körpers, da der untere Teil der Lunge schlechter durchblutet wird. Müdigkeit und eine verminderte Leistungsfähigkeit gehen hier häufig mit einer suboptimalen Atemtechnik einher.

Trainieren Sie daher unbedingt regelmäßig eine aufrechte Körperposition und eine damit einhergehende verbesserte Dehnung des Brustkorbes, die für eine tiefe Einatmung zwingend erforderlich ist. Durch einen geraden und aufgerichteten Oberkörper haben Organe und Muskeln wie bspw. die Lunge und das Zwerchfell deutlich mehr Freiraum und können besser und beschwerdefreier arbeiten. Davon profitiert dann natürlich auch die Atmung.

Flache Bauchatmung

Wer sich einmal die Zeit nimmt, die eigenen Atemgewohnheiten oder die seiner Mitmenschen zu beobachten, wird vielleicht erstaunt oder gar erschrocken sein: Denn statt gleichmäßig und entspannt zu atmen und diesen Atemzustand auch auf die gesamte Psyche zu übertragen, atmen wir meist zu flach. Hastig pumpen wir Luft in den Brustkorb, anstatt den Atem ruhig und kontinuierlich fließen zu lassen. Statt vollständig zu atmen, holen wir oft schon auf halber Strecke wieder Luft. Das Zwerchfell – der wichtigste Atemmuskel – kommt meist erst gar nicht zum Einsatz und führt vielmehr ein kümmerliches Dasein. So ist bei den meisten Menschen auch keine Bewegung des Zwerchfells sichtbar, die sich eigentlich am Vorwölben und Einziehen des Bauchs zeigen müsste. So findet eine Bauchatmung oft auch überhaupt nicht statt, und wenn, dann auch noch oft genug falsch: So wird der Bauch beim Einatmen eingezogen anstatt nach vorne gewölbt. Richtiges Atmen muss also erst wieder erlernt werden.

Gründe für eine schlechte Atmung

Mangelndes Bauchgefühl, eine schlechte Körperhaltung, einseitige Belastung im Beruf, ein eingezogenes Zwerchfell, Übergewicht, Angst, innere und äußere Anspannung – die Liste der Verdächtigen, die zu einer schlechten Atmung führen, ist lang. Hinzu kommen allgegenwärtiger Stress und Leistungsdruck. Anstatt die sprichwörtliche Atempause einzulegen oder zwischendurch mal zu verschnaufen oder Luft zu holen, hecheln wir kurzatmig von einer Stresssituation zur nächsten. Wir geben unserem Körper und unserer Seele einfach nicht genügend Gelegenheit, zur Ruhe zu kommen und wieder ***„Luft zu holen“***.

Gerade unsere Psyche ist aber ganz eng mit dem Atem verbunden: So ***„schnauben wir vor Wut“***, ***„müssen erst mal durchatmen“***, ***„seufzen“*** andererseits auch vor Erleichterung oder auch aus Kummer.

Anstatt tief durchzuatmen, halten wir oft ganz sprichwörtlich die Luft an. Tiefe Seufzer sind nicht etwa Ausdruck von mangelnder Selbstkontrolle, sondern sie sind oft ein Hilferuf der überforderten Seele. Durch tiefes Seufzen wollen wir uns daher nicht nur ausreichend Luft, sondern auch die Möglichkeit der Entspannung einverleiben.

Andererseits ***„verschlägt es einem den Atem“***, ***„es fehlt die Luft zum Atmen“***, ***„der Atem stockt“*** oder es ***„muss erst mal tief durchgeatmet werden“***. Glücklich sind wir andererseits, wenn ***„wir frei und aus tiefer Seele atmen“***.

„Halt mal die Luft an" sagen wir dagegen zu Menschen, die ständig überreizt sind oder die schnell die Beherrschung verlieren.

Insbesondere für seelische Zustände werden oft Ausdrücke mit Atmen benutzt, was den Zusammenhang und die Assoziation von Psyche und Atmung zum Ausdruck bringt. Allerdings benutzen wir diese Ausdrücke oft, ohne uns der engen Allianz von Atem und Psyche überhaupt bewusst zu sein.

Schon im ersten Moment, in dem wir die Welt erblicken, atmen wir. Intuitiv, automatisch – ohne überhaupt darüber nachzudenken.

Mit der Atmung beschäftigen wir uns meist erst, wenn uns irgendwann tatsächlich sprichwörtlich die Luft wegbleibt und wir gezwungen werden, etwas an unserer Atemstruktur zu ändern.

Denn sind wir angespannt, gestresst, nervös, ängstlich, tun wir uns schwer mit einer entspannten Atmung. In Schrecksekunden oder bei Panikattacken wird oft regelrecht die Luft angehalten, der Atem stockt.

In diesen Situationen atmen wir flach, das Zwerchfell wird nicht ausgedehnt, der Körper wird nicht ausreichend mit Sauerstoff versorgt. Die eingeatmete Luft bleibt ***„stecken"*** und erreicht nicht die Tiefen des Körpers, wo sie auch gebraucht wird. Diesen Zustand nennt man ***„Hochatmung"***.

Ist man dagegen entspannt, glücklich und gelassen, atmet man tief und ruhig. Diese Atmung wird als ***„Tiefenatmung"*** bezeichnet. ***„Erleichtert aufatmen"***, ***„tief durchatmen"*** oder ***„aus freier Seele atmen"*** sind hier oft verwendete Sprachbilder, die die seelisch entspannte Situation beschreiben. Solche Sprachbilder werden freilich meist einfach daher gesagt – ohne, dass man sich der eigentlichen Bedeutung und dem Hintergrund dieser Sprachbilder gewahr wäre.

Das verfestigte Atemmuster

Im Laufe des Lebens entsteht und verfestigt sich bei den meisten von uns ein Atemmuster, welches freilich nichts mit einer gesunden und harmonischen Atmung gemein hat.

Sauerstoffmangel, Fehlhaltungen, langes Sitzen in gekrümmter Haltung, Bewegungsmangel, innere und äußere Anspannung, Aufregung, ein übervoller Terminkalender, Stress, Burn-out, Angstzustände – diese Faktoren rauben uns ganz sprichwörtlich die Luft und lassen uns keinen Raum zum Atmen. Eine falsche Atemtechnik führt wiederum zu Sauerstoffmangel, Anspannung usw. – ein Teufelskreis entsteht, der sich immer mehr verstärkt. Konzentrationsschwäche, geringe Leistungsfähigkeit, chronische Müdigkeit, mangelnde Vitalität sind die ersten Folgen, letztendlich können sich aber auch ernste Krankheiten den Weg bahnen.

Anstatt diesen Teufelskreis zu durchbrechen und uns wieder auf den Atem zu besinnen, drehen wir weiter am Rad. Viele Menschen sind sich des Wertes und der Wichtigkeit einer gesunden Atmung und einer richtigen Atemtechnik unterstützt bspw. durch Yoga, Qigong usw. – gar nicht bewusst. Welchen Einfluss die richtige Atemtechnik auf unsere Gesamtverfassung hat, und um wie viel glücklicher und harmonischer unser Leben allein aufgrund einer korrekten Atmung sein könnte, ist den wenigsten von uns bekannt. So verlernen wir immer mehr, tief und entspannt zu atmen.

Eine verkrampfte und gekrümmte Körperhaltung tut ihr Übriges. Denn die Atemmuskulatur ist eng mit der Wirbelsäule verbunden. Jeder Atmungsfehler korrespondiert mit einem Haltungsfehler. Dabei ist die frei fließende Atembewegung als ständige Schwingung für die Ernährung der Bandscheiben entscheidend. Die gut funktionierende Atembewegung entwickelt aufgrund ihrer räumlichen Ausdehnung darüber hinaus eine Spannkraft, die aufrichtet und somit die Haltung stabilisiert.

Folge einer falschen Atemtechnik ist indes u. a., dass die Lunge nicht vollständig mit Luft gefüllt wird, wodurch auch das Blut mit zu wenig Sauerstoff angereichert wird. Laut Statistik atmen etwa 80 Prozent der Menschen zu flach, zu verkrampft und zu hastig.

Ein verspannter und ungleichmäßiger Atem kann zu vielen gesundheitlichen Störungen führen, deren Ursache oft lange nicht erkannt wird:

- Konzentrationsschwäche
- Ständige Müdigkeit
- Leistungsabfall
- Kraftlosigkeit
- Mangelnde Vitalität
- Verlust der Lebensfreude
- Innere Unruhe
- Schlafstörungen
- Depressionen
- Ängste
- Panikattacken
- Nervosität
- Innere Anspannung
- Verspannung der Muskulatur
- Kopfschmerzen
- Rückenschmerzen
- Kurzatmigkeit
- Eingeschränkte Lungenfunktion
- Atemwegserkrankungen
- Atemnot
- Bluthochdruck
- Versagende Stimme
- Schwäche des Immunsystems, häufige Infekte
- Übersäuerung des Körpers
- Körper wird nicht ausreichend entgiftet
- Verdauungsbeschwerden (Verstopfung, Blähungen)

Die Heilkraft der Atmung

Eine tiefe und gleichmäßige Atmung ist eine der kraftvollsten Quellen für unsere Gesundheit – so schenkt eine tiefe Atmung Vitalität, Ausgeglichenheit und Harmonie, sie ist schlechthin die Basis für eine gute psychische und physische Gesundheit. Eine tiefe Atmung verbessert die Sauerstoffversorgung und Durchblutung des gesamten Körpers, was zu mehr Energie und Leistungsfähigkeit führt. Kurzum, eine tiefe Atmung wirkt sich auf alle Bereiche unseres Lebens positiv aus.

Jeder, der bereit ist, den Atem zuzulassen, kann eine tiefe und harmonische Atmung erlernen – infolgedessen fließt die Lebensenergie durch den ganzen Organismus, Stress und Disharmonie werden dagegen abgebaut.

Wer die richtige Atemtechnik beherrscht, kann viele positive Effekte auf die Gesundheit erzielen: Der Blutdruck sinkt, Schmerzen werden gelindert, Ängste gemildert, stressbedingten Krankheiten wird vorgebeugt.

Betroffene lernen, ihren eigenen Atemrhythmus zu lenken und die Atemräume in ihrem Körper zu spüren. Mit gezielten Atemübungen können sie ihren Körper entspannen, sodass Schmerzen in den Hintergrund treten, andererseits Kraft und Vitalität zurückkehren. Wer bewusst atmet, sammelt seine Gedanken, kann sich besser konzentrieren und verschwendet weniger Energie mit ungezügelten Gedankenschleifen.

Das Erlernen der richtigen Atemtechnik beeinflusst den Körper nicht nur in vielfältiger Weise positiv, sondern ist auch ohne großen Aufwand zu praktizieren:

- Wenig Aufwand, große Wirkung.
- Das Training ist überall möglich.
- Es fallen keine Kosten an.
- Die richtige Atmung kann von jedermann praktiziert werden.
- Selbst Einsteiger können schon nach kurzem Üben erleben, wie sich Körper und Seele durch einen ruhigen Atem entspannen und erholen.
- Gesundes Atmen sollte so selbstverständlich wie Zähneputzen werden. Bei regelmäßigem Üben geht die erlernte richtige Atemtechnik in Fleisch und Blut über.
- Beschäftigung mit der Atmung ist Arbeit mit und an sich selbst.

Im Folgenden werden die zahlreichen positiven Wirkungen, welche eine tiefe Atmung auf unseren Organismus hat, erörtert.

Eine gleichmäßige Atmung sorgt für eine bessere Verdauung

Eine tiefe und gleichmäßige Atmung kurbelt die Durchblutung an – auch im Verdauungstrakt. Hierdurch wird eine gesunde Darmfunktion gefördert, Beschwerden wie Verstopfung, Darmkrämpfe und Blähungen werden gemildert/geheilt.

Bei tiefer Atmung werden die Verdauungsorgane aktiviert, durch die Bewegung des Zwerchfells werden diese gleichsam massiert. Energie wird im Bauchraum freigesetzt, wir verdauen die Nahrung besser, haben weniger Hungergefühl. Durch die verbesserte Atmung wird das Verdauungsfeuer – im Ayurveda als Agni bezeichnet – freigesetzt.

Eine gute Atemtechnik gewährleistet eine gesündere und leistungsfähigere Lunge

Leider atmen wir mit der Luft nicht nur Sauerstoff ein, sondern auch jede Menge Schad- und Giftstoffe. Glücklicherweise sorgt u. a. die Entgiftungsfunktion der Lunge dafür, dass wir wieder von diesen Giftstoffen befreit werden – vorausgesetzt, die Atmung ist kräftig und leistungsfähig. Denn, um toxische Stoffe zu beseitigen, sind tiefe, langsame Atemzüge nötig. Bei einer flachen, hektischen Atmung muss die Lunge Mehrarbeit leisten – infolgedessen können Schadstoffe im Körper zurückbleiben. Der Körper wird mit Schadstoffen be- und überlastet, die Kapazität der Lunge wird dagegen nicht vollständig ausgenutzt. In den Lungenbläschen bleibt ein Teil der verbrauchten Luft zurück. Auch die Sauerstoffversorgung der Zellen, der Körpergewebe, der Organe und der Muskeln ist beeinträchtigt.

Um die Ausscheidung von Gift- und Schadstoffen über die Lunge zu erhöhen, ist es wichtig, das Lungenvolumen, d. h. die Leistungsfähigkeit der Lunge, zu erhöhen. Während es ein Erwachsener auf ein durchschnittliches Lungenvolumen von zwei bis vier Litern bringt, weisen Leistungssportler ein Lungenvolumen von bis zu zehn Litern auf. Außerdem findet in der Lunge der Sauerstoffaustausch statt. Beim Einatmen nehmen wir mit jedem Atemzug Sauerstoff auf, beim Ausatmen geben wir ein Teil des Kohlendioxids ab. Sauerstoff wird hierbei über das Blut in die Lunge transportiert, Kohlendioxid nimmt dagegen die entgegengesetzte Richtung, also weg von der Lunge.

Da Kohlendioxid sauer reagiert, ist es immens wichtig, dass wir uns beim Ausatmen von diesem gefährlichen Gas befreien. Oft werden wir das schädliche Kohlendioxid aber nicht in ausreichendem Maß los, da wir meist zu flach atmen.

Ferner wird die Lymphflüssigkeit durch die Atembewegung in Schwung gebracht. Da das Lymphsystem sozusagen die Kanalisation unseres Körpers ist, – alle abgestorbenen Zellen, Giftstoffe, Proteine bzw. überschüssige Flüssigkeit werden dort abtransportiert bzw. unschädlich gemacht – ist ein ungehemmter Fluss der Lymphe von immenser Bedeutung. Durch tiefes Atmen und bestimmte Übungen kann dieser Prozess um das 15-fache beschleunigt werden.

Atmen Sie sich schlank

Mittels richtiger Atmung können Sie gezielt den Stoffwechsel anregen sowie die Körperzellen mit Sauerstoff anreichern. Damit wird ein Prozess in Gang gesetzt, bei dem auch die Pfunde purzeln. Was wie ein schlechter Werbegag klingt, beruht tatsächlich auf der Aktivierung des Stoffwechsels und der Sauerstoffanreicherung in den Zellen. Denn je besser der Körper mit Sauerstoff versorgt wird, desto mehr Fett wird abgebaut. So sorgen die zahlreich vorhandenen Sauerstoffmoleküle dafür, dass Fettmoleküle (bestehend aus Sauerstoff, Kohlenstoff und Wasserstoff) zu Kohlendioxid und Wasser verbrannt werden. Das entstehende Kohlendioxid wird anschließend über die Lunge ausgeatmet, das Wasser wird über die Nieren ausgeschieden.

Übung

Schließen Sie die Augen, atmen Sie tief durch die Nase ein, die Bauchdecke wölbt sich. Beim Ausatmen zieht sich die Bauchdecke nach innen. Beobachten Sie, wie sich Ihr Atem verändert. Wiederholen Sie die Übung fünfmal.

Der Einfluss der richtigen Atemtechnik auf den Blutdruck

In Stresssituationen reagiert der Körper mit einer verstärkten Ausschüttung bspw. der Hormone Adrenalin (Epinephrin) und Cortisol. Diese Hormone bewirken eine Erhöhung des Herzschlages und ein Zusammenziehen der Blutgefäße, wodurch der Blutdruck erhöht wird.

Dieser eigentlich sinnvolle Mechanismus wird dann zum Verhängnis, wenn der Mensch ständig Stressreizen ausgesetzt ist – in diesen Fällen steigt der Blutdruck permanent an.

Eine langsame und entspannte Atmung hat dagegen einen positiven Einfluss auf das Herz-Kreislauf-System. Das vegetative Nervensystem beruhigt sich durch eine tiefe und entspannte Atmung, infolgedessen sinkt auch der Blutdruck.

Insbesondere eine tiefe Bauchatmung sowie eine wechselnde Nasenatmung sind geeignet, einen erhöhten Blutdruck zu senken.

Atmen für das Immunsystem

Eine tiefe Atmung stärkt die Lunge und schützt vor Erkrankungen. Denn eine verbesserte Atmung führt zur besseren Durchblutung aller Zellen, wodurch unser Körper genügend Abwehrstoffe gegen Infektionskrankheiten bildet. Zudem werden durch eine tiefe und entspannte Atmung Schadstoffe und Krankheitserreger effektiver aus der Lunge sowie allen Körperzellen entfernt. Nicht zuletzt reduziert eine entspannte Atmung Stress und stärkt die Selbstheilungskräfte, wodurch möglichen Infektionskrankheiten wirksam Paroli geboten werden kann.

Wut löst sich in nichts auf

Überlegen Sie, wann Sie das letzte Mal so richtig wütend waren. Ist Ihnen Unrecht widerfahren, hat der Kollege Sie gemobbt, die Schwiegermutter genervt? Situationen, in denen man an die Decke gehen könnte, gibt es mehr als genügend. Insbesondere Umstände, denen wir nicht ohne Weiteres entfliehen können und denen wir uns hilflos ausgesetzt fühlen, stressen uns enorm.

Versetzen Sie sich genau in eine solche bereits erlebte Lage. Schließen Sie die Augen und empfinden Sie die zuletzt gefühlte Wut nach und stellen Sie sich die Situation vor, die Sie in diesen Zustand der Rage gebracht hat.

Atmen Sie dabei ganz tief und ruhig ein und aus. Atmen Sie weiter. Was passiert?

Funktioniert es auf einmal nicht, dass Sie auch dieses Mal wütend reagieren? Gratulation, denn gerade haben Sie den Wert und das Wesen einer entspannten und tiefen Atmung am eigenen Leib erlebt.

Sie haben nun gelernt, wie Sie die Atmung bewusst einsetzen können, um etwa Ärger und Wut buchstäblich in Luft auflösen zu lassen.

Nichts kann Sie aus der Ruhe bringen. Diese Erkenntnis ist simpel und die Anwendung ist einfach – nichtsdestotrotz setzen wir diese Technik viel zu selten ein. Machen Sie es sich zur Gewohnheit, bei allen Formen von anstehendem Ärger, den Atem ruhig fließen zu lassen.

Psychische Beschwerden werden weggeatmet

Die Atemtherapie hat sich v. a. bei verschiedenen psychischen Krankheitsbildern bewährt und wird dort auch mit großem Erfolg eingesetzt. Die bemerkenswerten Erfolge der Atemtherapie bei psychischen Problemen sind dem engen Zusammenhang von Atmung und psychischer Befindlichkeit geschuldet.

Beim Auftreten von Angst, innerer Anspannung, Nervosität und Depressionen atmen wir generell flach und hektisch. Alles, was uns psychisch belastet, ***„raubt uns die Luft"***, oft halten wir sogar die Luft an, der ***„Atem stockt"*** dann ganz sprichwörtlich. Gleichzeitig wird der Sympathikus aktiviert, was Nervosität, Anspannung usw. weiter verstärkt.

Umgekehrt können wir aber auch mittels einer langsamen und entspannten Atmung die Nerven und die überlastete Psyche beruhigen. Blockaden, welche den freien Energiefluss stören und welche zu Überreizung und Ängsten führen, werden auf wohltuende Weise aufgelöst.

Tiefes Atmen gehört zu den besten und effektivsten Möglichkeiten, um eine gestresste oder verängstigte Seele wieder zu beruhigen. Spannungen werden gelöst, Gelassenheit und Ruhe treten wieder zutage.

Eine tiefe Atmung beeinflusst das parasympathische Nervensystem, was den Körper entspannt und für eine innere Ausgeglichenheit sorgt. Vor allem die tiefe Zwerchfellatmung wirkt entspannend und sorgt für innere Ruhe und Gelassenheit.

Bei Schmerzen hilft eine tiefe Atmung

Bei Schmerzzuständen verschiedener Art hilft tiefes und bewusstes Ein- und Ausatmen. Zum einen wird der Körper in einen Zustand der Entspannung versetzt – ein entspannter Körper ist weniger für Schmerzen zugänglich wie ein verkrampfter, angespannter Körper. Zum anderen ändert sich die Wahrnehmung des Körpers – Betroffene können sich und ihren Körper besser annehmen. Diese Erfahrung ist auch mit positiven Empfindungen verbunden, welche den Schmerz leichter ertragen lassen. Weiter kann durch die bewusste Konzentration und Fokussierung auf die Atmung das Schmerzgeschehen in den Hintergrund treten.

Nicht zuletzt werden durch die bessere Sauerstoffversorgung schmerzende Körperstellen besser durchblutet, wodurch schmerzauslösende Stoffe besser abtransportiert werden können.

Bei speziellen Schmerzzuständen – z. B. bei Migräne – werden bestimmte Atemtechniken angewandt, z. B. die Wechselatmung. Schmerzen während der Geburt werden andererseits mit „hechelnder Atmung" gelindert.

Fazit

Die positiven Effekte einer tiefen und entspannten Atmung beruhen auf einer Beruhigung des vegetativen Systems. Weiter führt die richtige Atemtechnik den Körper in einen Zustand der Entspannung, der Gelassenheit und des inneren Friedens – viele psychische und physische Beschwerden können auf diese Weise gemildert oder beseitigt werden. Ferner werden die Selbstheilungskräfte gestärkt sowie Lebenskraft freigesetzt. Infolgedessen wird der Körper mit heilsamer Energie überschwemmt. Zudem werden alle Gewebe des Körpers besser durchblutet, der Körper wird vermehrt mit Sauerstoff überspült.

Aus den genannten Gründen wird die Atemtherapie bei folgenden Beschwerden mit großem Erfolg eingesetzt:

- Bluthochdruck wird gesenkt
- Stärkung des Herz-/Kreislaufsystems
- Atembeschwerden können kuriert werden
- Kreislaufstörungen werden gemildert
- Stimm- und Sprechstörungen werden positiv beeinflusst
- Herzrasen verschwindet
- Atemnot wird gelindert
- Stabilisierung des Immunsystems
- Ankurbelung des gesamten Stoffwechsels
- Magen-Darm-Beschwerden werden gelindert oder bekämpft
- Die Verdauung wird angeregt, Verstopfung kann bekämpft werden
- Anregung der Organtätigkeit von Darm, Galle, Leber, Nieren und Bauchspeicheldrüse
- Das Abnehmen wird erleichtert
- Förderung der Selbstheilungskräfte
- Das Immunsystem wird stimuliert und die körpereigenen Abwehrkräfte gestärkt
- Die Entgiftungsfunktion des Körpers wird angekurbelt
- Chronische obstruktive Atemwegserkrankungen (COPD) können positiv beeinflusst werden

- Auch andere Atemwegserkrankungen (zum Beispiel chronische Bronchitis) oder Asthma bronchiale profitieren von der Atemwegstherapie
- Das vegetative Nervensystem wird beruhigt und harmonisiert
- Stress wird besser bewältigt
- Erschöpfungszustände und ständige Müdigkeit werden beseitigt
- Burn-out-Symptome bessern sich
- Depressionen werden gelindert
- Ängste und Panikattacken können besiegt werden
- Nervosität verschwindet
- Schlafstörungen werden gelindert oder beseitigt
- Steigerung des Wohlbefindens
- Verbesserung der Leistungsfähigkeit
- Größere Vitalität
- Verbesserung der Merk- und Konzentrationsfähigkeit
- Erhöhung des Sauerstoffpegels im Körper
- Korrektur von Haltungsschäden
- Schultergürtel und Nacken werden gelockert
- Die Bauchorgane werden massiert
- Verspannungen im Bauch werden gelöst
- Die Lunge füllt sich vollständig mit Luft
- Die Zwerchfell-Muskulatur wird trainiert
- Lösen von Verspannungen und Blockaden
- Einsatz bei Kopfschmerzen

- Lösen von Muskelverspannungen
- Rückenschmerzen verschwinden/ bessern sich
- Gelenkschmerzen werden kuriert
- Förderung der Ausdruckskraft der Stimme
- Stärkung der Beckenboden-, Bauch- und Brustmuskulatur
- Tiefe Entspannung stellt sich ein
- Befreiung von alten Glaubensmustern
- Gefühle von Ekstase und glücklich sein
- Atembefreiung (Atem fließt von selbst)
- Geistige Entspannung
- Gefühle von Geborgenheit und Frieden
- Bewusstsein des wahren Ichs
- Geistige Klarheit und gestärkter Wille
- Leichtigkeit im Denken
- Mehr Lebensfreude
- Gefühl des Eingebundenseins in eine höhere Ordnung

Den eigenen Atemrhythmus finden

Einen ruhigen und gleichmäßigen Atemrhythmus trainiert man, indem man durch die Nase in den Bauch hinein atmet und etwa doppelt so lange ausatmet. Sowohl das Einatmen, aber insbesondere das Ausatmen führt zur tiefen Entspannung. Beachten sollte man, dass man nach dem Einatmen nicht die Luft anhält, sondern unmittelbar danach ruhig ausatmet. Erst nach einem kompletten Atemvorgang wird eine kurze Atempause eingelegt.

Atmen Sie ganz bewusst und tief ein, halten Sie den Atem hierbei etwas an. Atmen Sie dann doppelt solange aus, wie Sie eingeatmet haben.

Die Ausatmung sollte u. a. deshalb länger dauern als die Einatmung, weil in der Ausatemphase vermehrt Schadstoffe mit der Atemluft ausgeschieden werden.

Warum sollen Sie außerdem nach dem Einatmen die Luft für einen Moment anhalten? - Auf diese Weise wird das Blut mit Sauerstoff versorgt, zusätzlich wird das Lymphsystem angeregt.

Wenn Sie einatmen, sollten Sie ganz tief unten in der Bauchgegend beginnen, berühren Sie hierbei Ihren Bauch, um die Atmung zu spüren. Der Bauch sollte sich beim Einatmen heben und beim Ausatmen senken. Stellen Sie sich vor – um diesen Vorgang einfacher zu gestalten – Sie riechen an einer wohlduftenden Rose oder Sie atmen frische Meeresluft ein.

Atmen Sie zehn Mal bewusst auf diese Weise.

Bei jedem Atemzug hebt und senkt sich das Zwerchfell in der Mitte unseres Körpers. Die vom Zwerchfell ausgelöste Druckwelle, die Atembewegung, setzt sich, sowohl nach oben als auch nach unten, durch unseren Körper fort. Mit dem Einatmen nehmen wir Sauerstoff auf, mit dem Ausatmen geben wir kohlendioxidreiche Luft ab. Je größer die Atembewegung ist, desto besser werden unsere Zellen mit Sauerstoff versorgt.

Eine spezielle Atemtherapie verhilft zu einer verbesserten Atemtechnik, wobei eine tiefe und entspannte Atmung erzielt werden soll. Dies geschieht auch mithilfe von bestimmten Übungen, die auf die Atmung abgestimmt sind und die zusätzlich zur Verbesserung der Beweglichkeit führen.

Um eine gleichmäßige Atmung zu üben, helfen insbesondere typische, auch beim Sport verwendete Dehnübungen. Während des Dehnens und Lösens soll ein bestimmter, gleichmäßiger Atemrhythmus eingehalten werden, der Atem sollte außerdem zu keiner Zeit während der Übungsphase angehalten werden.

Häufig werden bei der Atemtherapie auch Übungen zur Verbesserung der Beweglichkeit eingesetzt – häufig handelt es sich hierbei um sogenannte Dreh-Dehnlagen. Hierbei liegt der Klient in Rückenlage und konzentriert sich auf die einzelnen Körperteile, die direkt auf der Matte aufliegen – zum Beispiel auf den Rücken oder auf das Gesäß. Hierbei soll der Lernende sich ganz entspannen und sich bewusst ***„sinken lassen"***.

Anschließend werden die Knie aufgestellt, hierbei lässt man die Knie zur Seite sinken. Die Arme werden über dem Kopf abgewinkelt, der Kopf wird in entgegengesetzter Richtung zu den Beinen gedreht. Nun werden die Beine abwechselnd nach rechts und links gekippt.

Einfache Übung zum Finden des Atemrhythmus

Setzen Sie sich auf einen Stuhl. Versuchen Sie, bei der Einatmung zu den Händen hin zu atmen. Üben Sie bei der Ausatmung einen leichten Druck mit den Händen aus, um die Ausatmung zu unterstützen.

Zweite Übung zum Finden des Atemrhythmus

Setzen Sie Sich auf einen Stuhl. Lassen Sie die Arme locker an der Seite nach unten hängen. Mit der Einatmung die Handinnenflächen nach vorne drehen und die Schultern nach hinten unten zusammenziehen. Mit der Ausatmung langsam wieder lösen.

Wie fit ist Ihre Lunge?

Ob Sie einen langen Atem haben oder Ihnen relativ schnell die Puste ausgeht, kann man kinderleicht mithilfe des BOLT-Tests (Body-Oxygen-Level-Test) feststellen.

Dieser Test misst die Zeitspanne, in der ohne Anstrengung die Luft bis zum ersten Atemverlangen angehalten werden kann. Der BOLT-Test ist u. a. ein wichtiger Parameter für die sportliche Leistungsfähigkeit. Denn ist man sportlich aktiv, reduziert sich der Sauerstoffgehalt im Blut, der CO_2-Wert steigt dagegen aufgrund der erhöhten Muskelaktivität an. Wenn die Sauerstoffrezeptoren einen Sauerstoffmangel anzeigen, ist die Atmung schwer, der Körper muss härter arbeiten. Als Folge gelangt weniger Sauerstoff zu den Muskeln. Unsere Leistungsfähigkeit sinkt, wir pfeifen sozusagen aus dem letzten Loch.

Der ideale BOLT-Wert für einen gesunden Menschen beträgt 40 Sekunden. Die Mehrheit der Menschen (auch Sportler) kann aber nur etwa zwanzig Sekunden den Atem anhalten.

Mit speziellen Übungen kann man den BOLT-Wert jedoch verbessern – schon in der ersten Woche um sagenhafte drei bis vier Sekunden.

Übungen für einen besseren BOLT-Wert

Freimachen der Nase

Holen Sie einen Atemzug durch die Nase und lassen Sie anschließend die Luft mit einem leisen nasalen Atemzug entweichen.

Halten Sie anschließend die Nase mit dem Fingern zu und halten Sie dabei die Luft an.

Gehen Sie so viele Schritte wie möglich, während Sie den Atem anhalten. Währenddessen wird ein Luftmangel aufgebaut – Seien Sie also bitte vorsichtig und übertreiben Sie nicht.

Atmen Sie dann nur durch die Nase weiter – Die Atmung sollte sich sofort wieder beruhigen.

Warten Sie eine Minute und wiederholen Sie die Übung nach Möglichkeit fünf Mal.

Vorsicht!

Bei BOLT-Werten unter zehn Sekunden sollte die Übung nicht durchgeführt werden. Weitere Gegenanzeigen sind Bluthochdruck, Herz-Kreislauf-Beschwerden sowie eine bestehende Schwangerschaft.

Die reduzierte Atmung

Legen Sie eine Hand über die Brust und die andere direkt über den Nabel, um die Atmung spüren und beobachten zu können. Atmen Sie ein, der Bauch wölbt sich hierbei sanft nach außen. Atmen Sie anschließend aus, ziehen Sie dabei den Bauch nach innen. Üben Sie mit den Händen einen sanften Druck aus, um die Atembewegung etwas zu reduzieren.

Stellen Sie sich hierbei vor, Sie atmen gegen Ihre Hände. Reduzieren Sie die Tiefe der Atemzüge immer mehr.

Versuchen Sie, ein Gefühl der Leichtigkeit und Entspannung in Ihre Atmung zu bringen – Obwohl Sie nun kürzer und mit weniger Volumen einatmen.

Unterbrechen Sie die Atmung nicht. Atmen Sie ruhig weiter, jedoch mit reduzierter Atmung.

Ziel dieser Übung ist es, einen noch erträglichen Lufthunger zu erzeugen. Beenden Sie die Übung, wenn der Luftmangel zu groß ist – Dies zeigt sich an einem unregelmäßigen Atemrhythmus oder beim Zusammenziehen der Atemmuskulatur.

Atemtraining – Die besten Übungen

Bewusstes Atmen ist bei Bedarf jederzeit möglich. Das macht die Übungen der Atemtherapie zu einem idealen Helfer im Alltag, um Beschwerden zu lindern und stressige Situationen zu meistern. Schon ein tiefes Seufzen hin und wieder sorgt für eine Komplettbelüftung der Lungen und kann Stress abbauen helfen.

Die Übungen für eine verbesserte Atmung erfolgen teils im Stehen, teils im Sitzen oder am Boden liegend.

An dieser Stelle werden nur Übungen vorgestellt, die einfach durchführbar sind. Die Übungen sind sanft, spielerisch – sie werden jedoch stets mit der nötigen Achtsamkeit und einem Bewusstsein für Körper, Geist und Seele ausgeführt.

Bei den jeweiligen Übungen erfolgt eine Verbindung mit dem Atem, der Atem fließt frei, sowohl in Ruhe als auch in Bewegung.

Der Atem wird frei zugelassen – er wird erfahren, erspürt, dabei ist die Haltung aber immer bedingungs-los und erwartungs-frei. Sie erleben eine Selbst-Erfahrung auf allen Ebenen, Sie sind in der Lage, sich selbst anzunehmen. Der zugelassene Atem findet stets seinen Weg, er heilt von innen – bei regelmäßigem Praktizieren können sich positive Veränderungen im Leben sowie die Lösung von problematischen Situationen ergeben.

Durch die Atemtherapie können Krankheiten vorgebeugt werden, oder aber geheilt bzw. gelindert werden. Die Selbstheilungskräfte werden gestärkt, eine ganzheitliche Gesundheit – eine Einheit von Körper, Geist und Seele - wird gefördert. Der Übende kann auch im Alltag besser entspannen und bewusster leben, die nötige Balance wird auf allen Ebenen gefördert. Auch der Gleichgewichtssinn wird verbessert, Klarheit und Konzentration können wieder zutage treten. Loslassen, Annehmen und Zulassen sind hierbei die wichtigsten Komponenten, welche eine erfolgreiche Atemtherapie ermöglichen.

Durch achtsame Atem- und Bewegungsübungen kann ein vertieftes Empfinden für die Atmung sowie in allen Ebenen des Körpers erlebbar werden. Die gesamte Haltung im Sitzen, im Stehen und im Gehen wird durch achtsames Atmen anders wahrgenommen.

Am Ende jeder Übung erfolgt jeweils ausgiebiges Nachruhen.

Hauchatmung

Hauchen Sie ganz langsam in die Handfläche, so als ob Sie diese anfeuchten wollten. Nun atmen Sie wieder durch die Nase ein. Wiederholen Sie diese Übung, bis Ihre Hand ganz warm geworden ist.

Die Übung führt zu einem tiefen und ruhigen Atemrhythmus.

Aufrichtung des Oberkörpers

Setzen Sie sich auf einen Hocker und lassen Sie die Arme locker neben den Körper hängen.

Drehen Sie nun mit dem Einatmen die Handinnenflächen nach außen, ziehen Sie die Arme leicht hinter den Körper und ziehen Sie die Schulterblätter zusammen.

Beim Ausatmen verfahren Sie umgekehrt, indem Sie die Hände wieder nach vorne drehen, die Arme nach vorne bringen und den Rücken hierbei leicht runden. Wiederholen Sie die Übung circa zehn Mal.

Atmen sie während der Übung ruhig und kontrolliert, achten Sie auf tiefes Ein- und Ausatmen. Die Übung bewirkt eine tiefe Einatmung.

Lippenbremse

Legen Sie Ihre Lippen leicht aufeinander.

Atmen Sie nun gegen den sich aufbauenden Widerstand aus, pressen Sie dabei allerdings nicht die Luft heraus. Halten Sie die Lippen geschlossen, die Ausatmung verläuft passiv gegen den Widerstand Ihrer Lippen. So bekommen Sie ein Gefühl dafür, wie sich Ihre Lunge langsam leert.

Atmen Sie wieder ruhig durch die Nase ein.

Atmen Sie erneut über die Lippenbremse aus. Wiederholen Sie diese Übung mehrmals, bis Sie frei und gleichmäßig atmen können.

Die Lippenbremse kann insbesondere bei Atemnot eingesetzt werden. Auch bei körperlicher Belastung wird die Lippenbremse angewendet, ebenso zur Entspannung.

Zwerchfellatmung

Stellen Sie sich aufrecht hin. Ihre Füße sind hierbei geschlossen, die Arme hängen locker nach unten.

Stellen Sie sich nun vor, Ihr Bauch sei ein Blasebalg, der die Luft durch die Luftröhre hinausbläst. Atmen Sie jetzt langsam durch die Nase ein. Blähen Sie Ihren imaginären Blasebalg weit auf, Ihr Bauch wird sich hierbei nach vorne wölben.

Atmen Sie ruhig und langsam durch die Nase aus. Ihr Blasebalg drückt die Luft aus Ihren Lungen heraus. Ihr Bauch wird hierbei flach und flacher.

Legen Sie zusätzlich Ihre Hände auf den Bauch - So spüren Sie das Heben und Senken Ihres Atems.

Wiederholen Sie diesen Vorgang einige Minuten, bis Sie eine tiefe Entspannung spüren. Ihr Körper ist nun wieder mit Sauerstoff aufgetankt.

Übung für eine gute Bauchatmung

Setzen Sie sich bequem auf einen Stuhl. Heben Sie die Arme während des Einatmens für fünf bis zehn Sekunden seitlich nach oben und führen Sie die Arme mit sanftem Ausatmen wieder nach unten.

Legen sie die Arme am Ende der Bewegung auf den Bauch und warten Sie auf den nächsten Atemzug.

Diese Übung entlastet das Herz, sie hilft bei Schlafstörungen und fördert den Stoffwechsel.

Kutschersitz

Der Kutschersitz ist eine atementlastende Position. Da die Atmung erleichtert wird, eignet sich die Übung u. a. auch für Asthma- oder COPD-Patienten. Aufgrund des Armstützes wird die Atemhilfsmuskulatur aktiviert, weshalb die Atmung unterstützt wird.

Zum Üben setzen Sie sich bitte leicht breitbeinig auf einen Stuhl, stützen Sie hierbei Ihre Arme auf den Oberschenkeln ab und neigen Sie Ihren Kopf leicht nach vorne. Der Rücken bleibt dabei möglichst gerade. Atmen Sie nun ruhig ein und aus.

Wiederholen Sie die Übung mehrmals.

Drehdehnlage

Diese Übung ermöglicht es, die Atmung bewusst zu lenken, zudem ist tieferes Atmen möglich.

Legen Sie sich mit locker aufgestellten Beinen auf den Rücken und lassen Sie die Beine so weit wie möglich zur rechten Seite kippen.

Platzieren Sie nun Ihren linken Arm ausgestreckt neben dem Kopf auf die rechte Seite. Dehnen Sie mit jeder Einatmung den Arm immer weiter nach oben und nach rechts in Verlängerung des Körpers.

Beim Ausatmen wird die Körperspannung etwas gelöst.

Wiederholen Sie die Übung fünfmal und wechseln Sie anschließend die Seite.

Weitere Übung für die Bauchatmung

Bei dieser Übung kann die Luft optimal in die Lunge fließen.

Zum Üben legen Sie sich auf den Rücken und stellen Sie Ihre Beine leicht gewinkelt an. Falls es für Sie bequemer ist, können Sie Ihren Kopf auf ein kleines Kissen betten.

Legen Sie nun Ihre Hände locker auf den Bauch, atmen Sie langsam und tief durch die Nase ein, bis sich der Bauch unter Ihren Händen leicht anhebt.

Versuchen Sie, die Atmung gezielt in den Bauch zu lenken. Ihre Hände dienen hierbei dem Nachspüren des sich hebenden Bauchs.

Wiederholen Sie die Übung circa fünf Mal.

Übung für die Brustatmung

Bei der Brustatmung heben sich sowohl der Brustkorb als auch die Rippen. Die Lunge dehnt sich hierbei aus und vergrößert den Brustraum.

Zum Üben legen Sie sich auf den Rücken und stellen Sie Ihre Beine leicht gewinkelt an. Den Kopf können Sie ggf. auf ein kleines Kissen betten, falls dies für Sie bequemer ist.

Legen Sie die Hände nun locker auf die Brust, atmen Sie langsam und tief durch die Nase ein, bis sich der Brustkorb unter Ihren Händen leicht hebt.

Versuchen Sie, die Atmung gezielt in die Brust zu lenken, Ihre Hände dienen dabei dem Nachspüren des sich hebenden Brustkorbs. So können Sie die bewusste Brustatmung besser kontrollieren.

Wiederholen Sie die Übung circa fünf Mal.

Vierfüßlerstand

Bei dieser Übung gehen Sie zunächst in den Vierfüßlerstand. Machen Sie anschließend einen Katzenbuckel – die Wirbelsäule wird also gebeugt. Strecken Sie danach die Wirbelsäule langsam und bewusst. Setzen Sie dann die Fingerspitzen unmittelbar vor den aufgestützten Knien auf den Boden. Nun wird die Katzenbuckelstellung eingenommen, dann die Wirbelsäule erneut durchgestreckt, um den Brustwirbelsäulenbereich zu trainieren.
Wiederholen Sie die Übung circa fünf Mal.

Übung zur Entspannung

Legen Sie sich auf den Rücken und legen Sie die Hände locker auf dem Bauch ab. Atmen Sie ruhig, während Sie sanft mit Ihren Händen über die Bauchdecke streichen.
Diese Übung dient der Entschleunigung der Atmung sowie der tiefen Entspannung.

Übung für besseres Einschlafen

Falls Sie Mühe haben, einzuschlafen, können Sie Ihre Aufmerksamkeit voll und ganz auf Ihre Atmung ausrichten - und dabei alles andere um sich herum vergessen. Unter dieser Voraussetzung kommt der Geist zur Ruhe und das Karussell der Gedanken wird allmählich angehalten. Sie können dann friedlich und unbesorgt einschlummern.

Den Körper am Morgen mit Sauerstoff anreichern

Dieses Mini-Programm am Morgen sorgt für Wachheit und Vitalität, vertreibt jede Müdigkeit aus den Gliedern – und zwar ganz einfach, und ohne Schweiß.

Stehen Sie auf, räkeln und strecken Sie sich. Öffnen Sie das Fenster und atmen Sie zwanzig Mal tief ein und aus.

Bei dieser Übung wird jede einzelne Zelle unseres Körpers mit Sauerstoff versorgt.

Richtig atmen beim Sport

Eine tiefe Atmung ist auch beim Sport, insbesondere beim Laufen, von immenser Bedeutung. Deshalb ist es umso verwunderlicher, dass wir beim Training kaum bewusst mit dem Atem arbeiten, obwohl die richtige Atemtechnik essenziell ist.

Vielmehr ziehen wir automatisch die Luft in unsere Lunge und pusten die verbrauchten Gase wieder aus. Ohne groß darüber nachzudenken, wird der Körper auf diese Weise mit Sauerstoff versorgt.

Beim Sport ist es jedoch wichtig, gleichmäßig und kontrolliert zu atmen. Der Mund sollte beim Trainieren stets geschlossen bleiben – wenn dies schwerfällt, ist dies ein Anzeichen dafür, dass das Tempo und die Anstrengung zu groß sind.

So sollte beim Training immer eine Atmung durch die Nase möglich sein – dies ist dann Zeichen eines perfekten Trainingstempos.

Steigern Sie Ihr Trainingstempo langsam, aber kontinuierlich bis zu dem Punkt, an dem noch eine gleichmäßige Nasenatmung möglich ist.

Wenn der Atemrhythmus ungleichmäßig wird, und durcheinandergerät und Sie den Mund öffnen müssen, sollten Sie die Trainingsintensität herunterschrauben.

Hält man den Mund konsequent geschlossen, entwickelt sich ein gleichmäßiger und gesunder Atemrhythmus. Die Nasenatmung hat auch den Vorteil, dass die Luft vorgewärmt wird (was gerade in der Winterzeit vorteilhaft ist).

Die Luft wird bei der Nasenatmung aber nicht nur erwärmt, sondern auch gereinigt, gefiltert und befeuchtet.

Generell sollte jeder Sportler beim Laufen seinen eigenen Atemrhythmus finden. Tatsache ist aber auch, dass die meisten Läufer nur maximal 50 % ihres Lungenvolumens nutzen. Dennoch empfiehlt man heutzutage, die Atmung individuell zu rhythmisieren.

Der Schlüssel für eine gesunde Atemtechnik ist jedoch eine tiefe Bauchatmung, um mehr Luft und damit mehr Sauerstoff zu tanken. Das Zwerchfell sollte hierbei stets arbeiten und optimal eingesetzt werden. Denn erst durch eine konsequente Zwerchfellatmung kann das gesamte Lungenvolumen zum Einsatz kommen.

Typisch für die tiefe Bauchatmung (Zwerchfellatmung) ist das langsame und gleichmäßige Heben und Senken der Bauchdecke.

Die tiefe Bauchatmung beugt zudem auch dem unangenehmen Seitenstechen vor. Seitenstechen kommt insbesondere bei ungeübten Sportlern vor – es handelt sich beim Seitenstechen um starke, krampfartige Stiche unterhalb des letzten Rippenbogens auf der rechten und/ oder linken Seite.

Ursache für Seitenstechen ist ein irritiertes Zwerchfell unter Belastung, was darauf zurückzuführen ist, dass das Zwerchfell ungewohnt belastet wird, aber nicht genügend durchblutet wird.

Auch Sprechen während des Trainings kann zu Seitenstechen führen, weil durch Sprechen der Atemrhythmus gestört wird.

Um Seitenstechen und andere Irritationen zu vermeiden, sollten außerdem etwa zwei Stunden vor dem Lauftraining keine üppigen Mahlzeiten verzehrt werden.

Sollten trotzdem Schmerzen auftreten, reduzieren Sie bitte das Lauftempo. Atmen Sie dann tief und regelmäßig in den Bauch.

Atemregeneration nach dem Training

Nach dem Training sollte immer eine Abwärmphase stattfinden. In der Cool-down-Phase (Abwärmphase) sollten Sie fünf Minuten langsam und locker gehen.

Atmen Sie hierbei gleichmäßig durch die Nase aus.

Halten Sie dann die Nase mit den Fingern zu. Der Atem wird zwei bis fünf Sekunden lang angehalten.

Atmen Sie anschließend zehn Sekunden lang wieder normal durch die Nase.

Wiederholen Sie die ersten drei Schritte.

Atemübung an der frischen Luft

Gehen Sie nach draußen, an die frische Luft, und atmen Sie tief ein und aus, soweit dies möglich ist. Gleichzeitig können Sie beim Ausatmen in die Hocke gehen, bis Ihnen die Puste ausgeht. Richten Sie sich beim Einatmen wieder voll auf.

Wiederholen Sie die Übung mindestens drei Mal.

Lockerungsübung

Lockern Sie den rechten Arm und die Hand. Schwingen Sie den Arm bei gleichzeitigem Einatmen so lange wie möglich nach hinten, bei der Ausatmung so lange wie möglich nach vorne. Die gleiche Übung mit dem linken Arm wiederholen. Wichtig: Arme und Finger bleiben bei der Übung stets locker, die Muskulatur ist entspannt. Wiederholen Sie die Übung circa fünf Mal. Die Übung dient der Lockerung und Entspannung.

Atemwahrnehmung

Unsere Atmung ist neben der Herzfunktion zweifellos eine der wesentlichen, spontanen Funktionen unseres physischen Körpers. Und dennoch messen wir dem Atem in unserem Alltag wenig Bedeutung bei oder wir vernachlässigen ihn sogar gänzlich. Erst wenn wir einmal so richtig außer Atem geraten sind oder wenn sich psychische oder physische Beschwerden einstellen, wird uns deutlich, was Atmen eigentlich bedeutet. Denn meist atmen wir zu flach, im Alltag, in Stresssituationen und auch bei Tätigkeiten, die volle Konzentration erfordern.

Atmen ist jedoch lebenswichtig, auch wenn wir uns dessen oft gar nicht bewusst sind. Denn während wir etwa einen Monat ohne Essen auskommen und ungefähr eine Woche ohne Trinken, können wir nur wenige Minuten ohne Atmung überleben. Das Bemerkenswerte daran ist, dass wir uns nicht weiter um die Atmung kümmern müssen, und sie trotzdem funktioniert.

Der Atem – Verbindung zwischen Außen und Innen

Der Atem stellt die Verbindung zwischen uns und unserer Umwelt her – es handelt sich um einen lebenswichtigen Austausch zwischen Innen und Außen.

Atem ist Leben, gleichzeitig stellt die Atmung eine Brücke und Verbindung zu anderen Lebewesen her:

Alle Tiere atmen die gleiche Luft wie wir, auch die Pflanzen, weiter unsere Freunde und unsere Feinde. Der Atem verbindet uns ständig mit allem Belebten - ob wir dies wollen oder nicht.

So wird auch verständlich, wenn jemand sagt, dass ein anderer Mensch ***„ihm die Luft zum Atmen nimmt"***. Der Widerwille, über den Atem mit jemanden in Kontakt zu kommen, kann sich sogar über einen Atemwegsspasmus äußern, wie es beim Asthma der Fall ist.

Wir atmen ein, von dem, was um uns ist - und wir geben ab, von dem, was in uns ist. Wenn dieses Wechselverhältnis gestört ist, gerät auch der Mensch aus seinem Gleichgewicht.

Die Atmung kann als Spiegel aller körperlichen und seelischen Eindrücke und Erlebnisse angesehen werden. Außen und Innen, weiter auch Tiefe, Regelmäßigkeit, Ruhe oder Bewegtheit werden durch die Atmung widergespiegelt. Andererseits formen auch Hektik, Angst, Stress und Nervosität unseren Atem.

Die Atmung ist insofern eine einzigartige Körperfunktion, da sie eine Sonderstellung unter den sonst willentlich kaum beeinflussbaren Körpervorgängen einnimmt. Denn sie läuft einerseits unbewusst und automatisch ab, andererseits ist sie aber auch bewusst und willentlich steuerbar.

Sie ist der Schlüssel und der Zugang zum vegetativen Nervensystem. Sie reagiert sensibel auf jede Stimmung und Gefühlslage – andererseits wird sie genauso beeinflusst von unseren Tätigkeiten, von Bewegung oder von außen auf uns einwirkenden Reizen.

Die Atmung kann seelische Stimmungen beeinflussen - und gleichzeitig können Stimmungen die Atmung beeinflussen. Freude, Traurigkeit, Angst, Zorn, Ärger, Wut und Trauer regen die Atmung an oder hemmen sie.

In Angstsituationen sind wir schnell- und kurzatmig, und haben manchmal das Gefühl, keine Luft mehr zu bekommen. Sind wir dagegen ruhig und gelassen, haben wir einen langen und tiefen Atem.

Das Wunderbare am Atmen ist, - das haben wir gelernt - dass dies auch umgekehrt funktioniert. Denn wenn wir bewusst in langen und tiefen Atemzügen atmen, verschwinden Gefühle von Angst und Enge – stattdessen entsteht Platz für Raum und Weite.

Das liegt daran, dass der Atem eine interessante Zwischenposition einnimmt: Auf der einen Seite läuft er automatisch und unbewusst ab, wie der Herzschlag und die Verdauung, welche durch das vegetative Nervensystem gesteuert werden. Andererseits können wir den Atem bewusst verändern.

Damit bildet der Atem eine Brücke zwischen Bewusstem und Unbewussten. Daher bietet die Atmung einen sanften, aber doch kraftvollen Weg, sich mit allem Lebendigen – mit der Außenwelt und mit sich selbst - zu verbinden.

Es kommt darauf an, das Körper- und Atembewusstsein wahrzunehmen und zu stärken. Wenn der Mensch in der Lage ist, ganz in das Wirken des Atems einzutauchen, werden Belebungen in allen Organen und Zellen spürbar, die sich auch als Selbstheilungskräfte zu erkennen geben.

Unser Atem lässt unsere Lebensenergie wieder ins Fließen kommen – gleichzeitig trägt unser Atem uns und unsere Lebensenergie.

Der Atem ist die unmittelbare und starke Verbindung zwischen Körper, Geist und Seele – wenn er frei fließt, ist alles in uns im Fluss: Unsere Körpersysteme, unsere geistige Haltung, unsere Seele, unsere Lebensenergie.

Wenn wir tief und entspannt atmen, werden unmittelbar Lebensfreude, Vitalität und Lebendigkeit stimuliert.

Wie keine andere Körperfunktion ist unser Atem mit allen physischen und psychischen Vorgängen verbunden. Er spiegelt jede Handlung, jedes Gefühl, jeden Zustand und jeden Körpervorgang wider – und beeinflusst andererseits unsere Gefühle, verstärkend oder vermindernd.

So entwickeln wir im Laufe unseres Lebens Atemmuster, die direkt mit unserem Verhalten, unseren Emotionen und unserem Befinden im Zusammenhang stehen.

Wenn Erfahrungen als überwältigend und traumatisch empfunden werden und nicht zu Ende erlebt und abgespalten werden konnten, können daraus Blockaden entstehen.

Dies lässt uns innerlich erstarren und enger werden - und beschränkt uns in der Entfaltung unserer vielfältigen Ressourcen und Entwicklungsmöglichkeiten.

Unser bewusster Atem lässt uns diese Blockaden (z. B. in Form von Angst, Traumata, seelischen Narben und Verletzungen, Enttäuschungen) nach und nach wahrnehmen. Lassen wir den bewussten Atem zu, kommen diese Blockaden in Bewegung und können Schicht um Schicht abgetragen und aufgelöst werden - bis wir mehr und mehr unsere ursprüngliche Kraft und Lebendigkeit sowie unsere eigentliche Persönlichkeit in uns spüren.

Atem – Die Sprache der Seele

Freude, Glück, Stress, Angst, Trauer, Wut – der Atem reagiert auf alles, auf jede kleinste Regung unserer Seele, auch dann, wenn wir es nicht wahrnehmen. Aussagen wie ***„Mir bleibt die Luft weg"***, ***„es stockt mir der Atem"***, ***„es raubt mir den Atem"*** und ***„ich kann nicht mehr richtig durchatmen"*** drücken diese Zustände sehr gut aus. Im Gegensatz zu einem tiefen, den ganzen Körper durchströmenden Atem, wird eben dieser in Belastungssituationen flach und bleibt oft im Brustraum stecken, wir werden kurzatmig.
Halten die Belastungen über einen längeren Zeitraum an, sind diese Erlebnisse über den unbewusst laufenden Atem leiblich verankert. Das kann zu Blockaden und Beeinträchtigungen der Lebenskraft, der Lebensfreude und der natürlichen Lebendigkeit führen.

Atemtherapie – Die Therapie, die durch den Körper in die Tiefe führt

Eine Atemtherapie ist ein ganzheitlicher Entwicklungsweg für alle, die durch die Kraft des Atems ihr Dasein klar, empfindsam, vital, kräftig und in gutem Kontakt mit sich gestalten möchten.

Unbewältigte Erlebnisse und Traumata, seelischer Kummer und emotionale Verletzungen, Ängste und innere Anspannung – diese negativen Erfahrungen und psychischen Beschwerden hemmen unseren freien Atemfluss und lösen innere Blockaden aus. Die Folge sind u. a. unbewusste, verkrampfte und falsche Atemmuster. Hier kann unser verbundener Atem mit seiner fließend ineinander übergehenden Ein- und Ausatmung seine heilende Kraft über uns ausbreiten.

Tiefes Atmen

Atemarbeit

Sie lernen, Ihren ureigenen Atemrhythmus wieder zu finden, um ihn als Kraftquelle zu nutzen. Die Selbstheilungskräfte werden geweckt und die Widerstandskraft gegen krankmachende Einflüsse wächst. Ein Entwicklungsprozess wird in Gang gesetzt, welcher weitreichende Auswirkungen auf Ihr Wohlbefinden hat.

Die Arbeit am Atem bedeutet kontinuierliches Geben und Nehmen – Beim Einatmen nehmen wir Luft auf, beim Ausatmen geben wir die verbrauchte Luft wieder ab.

Die Zwischenrippenmuskeln sind hierbei die wichtigsten und stärksten Atemmuskeln. Ein Training dieser Muskeln kann nur über die tiefe Atmung erfolgen.

Bei tiefer Atmung schaltet der Körper gleichzeitig vom Sympathikus auf den Parasympathikus um – also vom Aktivitäts- in den Ruhemodus.

Auf diese Weise kann das tiefe Atmen als effektive Entspannungstherapie erfahren werden.

Die Atemwahrnehmung – Grundlage für das Erlernen von Atemtechniken

Die Wahrnehmung bzw. Beobachtung der eigenen Atmung ist die Grundlage bzw. Voraussetzung für das Erlernen von Atemtechniken.

Erst durch die bewusste Atmung lassen sich bestimmte Merkmale wie die eigene Atemhäufigkeit oder die zeitliche Länge der Ein- und Ausatmung (der Atemrhythmus) erfühlen. Die Atemwahrnehmung hilft auch dabei, festzustellen, ob eine Brust- oder Bauchatmung vorliegt, ob die Atmung tief oder flach ist und ob Atemgeräusche zu hören sind.

Um die Atemwahrnehmung zu üben, benötigen Sie vor allem Ruhe, Zeit und eine bequeme Körperhaltung.

Legen Sie Ihre Hände auf den Bauch und die Brust und konzentrieren Sie sich ganz auf Ihre Atmung. Versuchen Sie zu erspüren, zu fühlen, wie Sie atmen.

Wie atme ich?

Atme ich tief oder flach, schnell oder langsam?
Atme ich durch die Nase oder durch den Mund?
Atme ich leise oder sind Atemgeräusche zu hören?
Wie lange dauern die Ein- bzw. die Ausatmung?
Wo kann ich die Atembewegung am meisten spüren?
Wie lange dauert die Pause nach der Ausatmung?
Was passiert, wenn Sie eine Hand auf Ihren Bauch legen? Hebt sich die Bauchdecke oder ziehen Sie den Bauch ein? Oder bewegt sich der Bauch überhaupt nicht und nur die Brust hebt und senkt sich ein wenig?

Die Atemwahrnehmung wird fortgesetzt mit Übungen des bewussten Atmens – also z. B. durch gezieltes Atmen in den Bauch oder in die Brust.

Idealerweise wird gefühlt und erspürt, wie sich die Atmung vom Zwerchfell in Richtung Bauch anfühlt. Gleichzeitig wird der Atem bewusst in Körperregionen geleitet, wo er sonst weniger präsent ist.

Entspannende Gedanken und Worte begleiten die tiefe Atmung. Folgende Worte können bspw. gewählt werden: ***Ich spüre meinen Atem...die Gedanken kommen und gehen...ich lasse die Gedanken vorbei ziehen, wie Wolken am Himmel...ich halte sie nicht fest...zulassen und ziehen lassen...ich vertraue mir und meiner Atmung...ich bewerte nicht, ich fühle...es atmet mich...ich bin Atem...ich nehme den Atem an und lasse ihn zu...***

Hierbei wird tief in den Bauch geatmet, die Rippen weiten sich.

Der Atem wird verbunden - Der Atem fließt frei.

Wir nehmen den Atem an – Atmen wird zum (heilsamen) Selbstzweck. Wir konzentrieren uns nur auf die Atmung. Verweilen im Hier und Jetzt. Wir halten inne, im Moment. Das Denken kommt zur Ruhe, der Geist wird beruhigt und gereinigt. Die Gedanken gewinnen an Klarheit.

Ein Satz aus der Atemtherapie nach **Ilse Middendorf** lautet etwa ***„Wir lassen den Atem kommen, wir lassen ihn gehen und warten, bis er von selbst wieder kommt."*** Dieser Satz verdeutlicht, welches Vertrauen in die Atmung gelegt wird und welch' heilende Beziehung man zur eigenen Atmung entwickeln kann.

Innere Achtsamkeit und Sammlung begleiten hierbei die Übungen. Durch bewusstes Nachspüren können Veränderungen (Empfindungen, Gefühle, Gedanken) wahrgenommen werden.

Es wird sanft und leicht, aber dennoch tief und kraftvoll geatmet. Widerstände, die gespürt werden, werden losgelassen. Man kommt aus dem Denken und der Anstrengung heraus – man gleitet über ins Fühlen und Spüren.

Die Energie kommt ins Fließen. Körper und Seele kommen zur Ruhe. Man wird friedlicher, gelassener, entspannter - und kann somit besser mit belastenden Emotionen umgehen und ohne Wertung die eigenen Gefühle und die der anderen erleben.

Was bedeutet Atmung?

- **Ankommen** - Mit dem Atem ohne Anstrengung zurück ins Hier und Jetzt gelangen.
- **Weit werden** - Mit dem Atem innerlich weiter, freier und beweglicher werden.
- **Den Atem verbinden** - Sich selbst als Ganzes erfahren und in den eigenen Rhythmus gelangen.
- **Beleben** - Durch Atmung neue Lebensenergie spüren.
- **Atem** – Brücke zwischen Innen und Außen.
- **Anspannung und Erwartungen lösen sich auf** – Man kommt aus dem Widerstand heraus und findet so zu tiefer Entspannung und einem Gefühl des Friedens. Der Körper wird mit Energie aufgetankt, der Mensch schöpft neue Kraft.
- **Tiefenentspannung mit freiem Atem** - Wohltuendes Innehalten, Entspannung, Gelassenheit.
- **Die tiefe Atmung gleicht einer wohltuenden Reise** – Zu innerer Stärke, zu uns selbst, zu mehr Gelassenheit und Ruhe.
- **Die Atmung ist sanft, behutsam** – Gleichsam voller Streicheleinheiten für unseren Körper, unsere Seele und unseren Geist.
- Atmung ist Aufnahme und Abgabe, Nehmen und Geben, Annehmen und Loslassen.
- **Bewusstes Atmen** – Es gleicht einer kleinen Auszeit, die man sich täglich gönnen sollte.

Die Aufmerksamkeit gilt einzig dem Moment und dem nächsten Atemzug. Der Atem ist ein wunderbarer Anker in der Gegenwart. Der Atem ist der Spiegel unseres inneren Erlebens und verankert uns gleichzeitig im Hier und Jetzt. Der Atem ist unser ständiger Begleiter und wird unser wahrer Freund, wenn wir lernen, ihn willkommen zu heißen.

Wenn wir unsere Atemzüge ganz bewusst vertiefen und von Anfang bis Ende mit voller Aufmerksamkeit erleben, sind wir auf dem direkten Weg in unser Innerstes: Wir kommen aus dem Verstand heraus und erspüren unseren Körper ganz neu. Atemzug für Atemzug kommen wir immer mehr bei uns selbst an und versorgen unseren Körper mehr und mehr mit Energie. Wenn unser Atem sanft ins Fließen kommt, können wir jede Anspannung loslassen und uns immer mehr entspannen.

Selbst tiefer sitzende Anspannungen können deutlich nachlassen. Wir werden erfüllt von Ruhe, Leichtigkeit und Lebendigkeit. Gehaltene und blockierte Energie kommt ins Fließen, Vitalität und Kraft treten zutage.

Die Atemtherapie hilft dabei, auch das alltägliche Atmen bewusst wahrzunehmen und entsprechend zu verändern.

Durch die Wahrnehmung des ***„erfahrbaren Atems"*** lernt man, den Atem wieder freizulassen und diesen bewusst zu begleiten und zu steuern.

Atemtherapie

Bei der Atemtherapie wird der Klient angeleitet, seine gesamte Aufmerksamkeit auf den Atem zu lenken. Die Atmung wird bewusst wahrgenommen, es wird erspürt, wo und wie der Atem fließt. Auf diese Weise entsteht wieder Kontakt mit dem eigenem Körper und der Seele sowie mit den damit verbundenen Gedanken und Gefühlen.

Ziel der Atemtherapie sind die Koordinierung, Optimierung und Ökonomisierung der einzelnen Bewegungsabläufe bei der Atmung.

Bspw. wird mittels atemtherapeutischer Maßnahmen die Zwerchfellaktivität verbessert. Dadurch wird nicht nur Pneumonien vorgebeugt, sondern auch die Funktion der inneren Organe unterstützt.

Die entspannte Atmung lässt uns in Stresssituationen innere Ruhe und Gelassenheit bewahren – man kann die richtige Atmung fürwahr als natürliches Anti-Stressmittel erster Wahl bezeichnen.

Die Atmung ist ein sensibler Messfühler für die Gemütslage eines Menschen. Wer die Kunst des richtigen Atmens beherrscht, hat indes das beste Rezept, um entspannt und gelassen zu bleiben.

Viele Atemübungen sind außerdem in verschiedene Entspannungstechniken integriert (z. B. Yoga, Progressive Muskelentspannung nach Jacobsen, Autogenes Training, Meditation). Wenn Sie bspw. während einer geführten Meditation bei einer Atemtherapie-Sitzung bewusst atmen, beginnen Sie, Ihren Körper intensiver zu spüren.

Die Atemtherapie führt Sie dann zunächst in Ihren Körper zurück.

Dann kommt die weitere Verbindungsfunktion unseres Atems zum Tragen: Dieser verbindet das Bewusstsein mit dem Unterbewusstsein. So können Sie sich von bestimmten belastenden Gedanken und Konzepten lösen und stattdessen zu Klarheit und innerer Stärke zurückfinden.

An Stellen, wo Ihr Atem nicht frei fließt, kommen Sie in Kontakt mit Ihren inneren Blockaden. Hier können Sie mithilfe der Atemtherapie eine wesentliche Erfahrung machen: Dass Sie auch bei stark belastenden Emotionen wie Angst und Trauer ebenso wie bei körperlichen Schmerzen weiter atmen können. Infolgedessen kann der Widerstand gegen das, was uns belastet und im Allgemeinen von der bewussten Wahrnehmung ausgeschlossen wird, aufgegeben werden. So können verdrängte und selbst stark blockierende Erlebnisse endlich zu dem werden, was sie sind: eine Erfahrung, die bewusst integriert werden kann - und dadurch ihren bisher anscheinend überwältigenden Charakter verliert.

Denn Unterdrückung und Widerstand bewirken beim Energie- und Atemstrom im Körper Störungen und Hindernisse, die sich in verschiedenen Formen von Atemhemmungen niederschlagen.

Durch die bewusste Verbindung der Einatmung mit der Ausatmung – in einem entspannten Rhythmus – werden solche Atemhemmungen wahrnehmbar. Das verbundene kreisförmige Atmen schafft dagegen Kontakt mit unseren Gefühlen und Gedanken. Vergangene schmerzliche Erfahrungen können auf diese Weise integriert werden, sowohl seelische als auch körperliche Blockaden lösen sich auf. Tiefe Gefühle von Frieden und Glück werden wieder spürbar, wenn wir unsere einschränkenden Gedanken aufgeben.

Der Atemrhythmus lässt Rückschlüsse auf den Gesundheitszustand zu

Beobachtet man den Atemfluss, kann man daraus Rückschlüsse auf die Art und Weise, wie der Mensch mit seinem Körper und seiner Seele umgeht, ziehen. Im Alltag und im Laufe unseres Lebens verlieren wir unseren freien und gesunden Atem – und damit die natürliche Fähigkeit, uns selbst wieder in Balance zu bringen. Viele psychische und physische Beeinträchtigungen stehen in Verbindung mit einer eingeschränkten Atmung.

Unsere Atmung nehmen wir oft erst wahr, wenn sie sich verengt hat, wenn wir uns etwa bereits für ein paar tiefere Atemzüge anstrengen müssen. Auch wer psychisch belastet ist, oder muskulär verspannt ist, atmet meist flach und weit oben in den Brustkorb.

Verbunden damit nimmt unsere Körperwahrnehmung ab, gleichzeitig wachsen innere Unruhe und Erschöpfung. Unsere Energie ballt sich ausschließlich im Kopf zusammen, wir sind nicht mehr bei uns selbst. Unsere Ganzheitlichkeit schwindet, sowie die Fähigkeit, mit allen Sinnen zu erleben. Die Fertigkeit, zu fühlen und zu spüren, ist nur noch rudimentär vorhanden. In diesem Zustand werden Denken, Empfinden und Handeln anfällig.

Geschieht dies nur vorübergehend, ist dies unbedenklich. Dauerhaft flaches Atmen kann allerdings funktionelle Störungen wie psychosomatische Beschwerden, Verdauungsprobleme oder sogar Herz-Rhythmusstörungen nach sich ziehen.

Denn jeder Reiz von außen, und sei er noch so klein, sowie jede geringste Regung unsere Seele, verändern die Atmung.

Leidet die Psyche, empfinden wir Angst, Ärger, Trauer oder Wut - dann wird der Atem im Handumdrehen flach, kurz, gehetzt und gehemmt. Statt entspannt in den Bauch zu atmen, findet die Atmung nur noch im oberen Brustbereich statt. Diese ungenügende Brustatmung tritt auch auf, wenn wir zu lange sitzen. Der Bauch ist dann eingeengt, der Rücken wird krumm, und es kommt zwangsläufig zu Verspannungen. Beim Ausatmen sinkt man dagegen etwas zusammen, wodurch ebenfalls der Energiefluss gehemmt wird.

Weiter wird bei zu wenig Bewegung, bei Vorliegen von Stress und Hektik, die Bewegung des Zwerchfells eingeschränkt, sodass eine Fehlatmung entsteht.

Gelingt es dem Menschen, seinen (falschen) Atemrhythmus zu verändern, kann er im Umkehrschluss seinen Körper und seine Seele positiv beeinflussen. Das Wiedererlernen der individuellen, richtigen Atmung kann helfen, dass man wieder leistungsfähiger wird und sich wohliger, leichter und entspannter fühlt.

Die Atemtherapie bietet also eine echte Hilfe, denn sie zeigt Wege zur inneren Ruhe und Ausgeglichenheit, sie stabilisiert unsere Gesundheit und wir spüren wieder unsere ganze Lebenskraft und Vitalität.

Zurück zu dem Menschen, der Sie wirklich sind

Tiefes Atmen bringt spürbar neue und frische Energie in unseren gesamten Organismus. Die ursprüngliche Lebenskraft – die eigentlich unser ständiger Begleiter sein sollte - kommt wieder in Fluss. Der Mensch gewinnt an Vitalität, Klarheit und Verbundenheit mit sich und der Umwelt. Damit beginnt der Weg zurück zu dem Menschen, der wir wirklich sind.

Als selbstregulierendes Prinzip unterstützt die Atemtherapie auf körperlicher und seelischer Ebene eine nachhaltig stabilere Gesundheit. Körperliche und geistige Beweglichkeit werden gefördert, die komplexen Anforderungen des Alltags gelassener und entspannter gemeistert.

Man kommt weiter aus den gewohnten Sichtweisen, Urteilen, Erwartungen und Erfahrungen heraus. Neue Impulse und wirkliche Veränderungen treten stattdessen in unser Leben. Wir verlassen die Bahnen des gewohnten Denkens und Handels, wodurch sich eine ganz neue Lebensqualität ergeben kann.

Denn bewusster atmen, bedeutet gleichzeitig bewusster leben – wenn wir anders atmen, leben wir auch anders.

Durch das Ein und Aus der Atembewegung sind wir mit dem Rhythmus, dem Puls des Lebens verbunden. In der Art und Weise, wie wir den Strom des Lebens in uns aufnehmen und wieder loslassen, spiegeln sich viele unserer Gedanken und Gefühle wider.

Die Korrektur von äußeren Haltungsschäden bedingt auch die Stabilisierung des inneren Halts (und umgekehrt). Selbstbewusstsein (im Sinne von Selbst bewusst sein), Selbstvertrauen und Eigenverantwortlichkeit wachsen und bringen letztlich auch mehr Mut und Lebensfreude zur individuellen Lebensgestaltung mit sich.

Je freier wir atmen, desto freier sind wir in unseren Gefühlen und unserem Handeln.

Normalerweise achten wir nur auf unsere Gedanken und Gefühle, ohne deren Wirkung auf unseren Körper wahrzunehmen. Verdrängen bzw. Abwertung von unerwünschten Gefühlen (wie Wut, Lust oder Traurigkeit) bedeutet das Eingreifen in die ursprüngliche Einheit von Körper, Atem und Geist. So wird im Körper eine erhöhte Spannung aufgebaut, Verhärtungen entstehen, die Atmung kommt ins Stocken.

Zur Verdeutlichung: Bei einer Körperhaltung mit vorgezogenen Schultern und rundem Rücken ist wenig Platz im Brustkorb für die Einatmung. Gleichzeitig ist dies eine schlechte Voraussetzung, um Gefühle von Stärke und Sicherheit ausleben zu können.

Unser Körper und unsere Seele lassen sich jedoch nicht belügen und die verdrängten Teile unseres Selbst machen sich irgendwann bemerkbar: durch psychische oder physische Krankheiten, sowie durch Lebenskrisen.

Es ist dann der Augenblick, wo wir unsere Chance zur Veränderung und zum inneren Wachstum ergreifen können.

Wann hilft eine Atemtherapie

Die Atmung ist eine unserer vitalsten Kraftquellen überhaupt, weshalb dem Atem generell viel mehr Aufmerksamkeit geschenkt werden sollte.

Eine Atemtherapie ist eine tief greifende Heilmethode, die sich unmittelbar und nachhaltig auf die Lebensqualität auswirkt. Es ist eine ausgesprochen kraftvolle, körperorientierte Methode, die das innere Ungleichgewicht wieder in Balance bringt. Die Atemtherapie erzeugt eine tiefe Verbindung von Körper, Geist und Seele, sie wirkt wie ein Katalysator auf die körpereigene Selbstregulation und kann dabei psychische und körperliche Blockaden lösen.

Bei Freude ist die Atmung beschleunigt, Schreckmomente führen dagegen zu einer Hemmung der Atmung. Bei Angst ziehen sich die Muskeln der Brust und des Zwerchfells zusammen und verkrampfen. Durch den Mangel an Luft in der Lunge entsteht die Empfindung von Angst. Bei Freude weist das Zwerchfell dagegen einen großen Hub auf.

Besonders in Zeiten starker Belastung, bei Stress und emotionalen Krisen ist bewusstes Atmen ein wunderbarer Weg, die eigene Mitte und das Gleichgewicht zu stärken sowie das innere und äußere Wachstum zu unterstützen.

Der Atem wird jedoch auch von jeder einzelnen Bewegung, die wir ausführen, beeinflusst. So wie wir stehen, sitzen, liegen und uns bewegen - so werden wir durch den Atem bewegt.

Die volle Atembewegung ist ein Weit- und Schmalwerden als kompliziertes Zusammenspiel gleichgerichteter, nachgeordneter und entgegengesetzter Kräfte, in deren Mittelpunkt die Bewegung des Zwerchfells steht.

Durch viele ungünstige Faktoren entstehen im Laufe des Lebens verspannte und falsche Atemmuster, die eine optimale Atmung behindern und somit zur Beeinträchtigung der gesamtgesundheitlichen Situation beitragen. In all diesen Situationen ist eine Atemtherapie angezeigt.

Besonders bei folgenden Beschwerden/ Indikationen ist eine Atemtherapie angezeigt:

- Atemwegserkrankungen wie Asthma bronchiale, chronische Bronchitis, chronisch obstruktive Bronchitis (COPD), Lungenfibrose.
- Migräne, Kopfschmerzen
- Gelenk- und Muskelschmerzen
- Rückenschmerzen
- Haltungsprobleme/ Krummer Rücken
- Panikattacken, Angst, Burn-out, Depressionen
- Stoffwechselstörungen
- Schlafstörungen
- Sprechstörungen

Die positiven Auswirkungen der Atemtherapie sind beeindruckend:

- Atemtherapie bedeutet gleichzeitig Sprachschulung. Besonders für Schauspieler, Musiker oder Lehrer empfehlenswert.
- Das Selbstbewusstsein und die Beziehung zu sich selbst werden gestärkt.
- Körperliche und seelische Gesundheit werden gefördert.
- Tiefenentspannung für Körper, Geist und Seele.
- Innere Harmonie und Balance stellen sich ein.
- Neuorientierung bei Konflikten.
- Beeinträchtigende Denk- und Verhaltensmuster werden identifiziert und können dann verändert werden.
- Ressourcen werden geweckt, die Persönlichkeit kann sich entfalten.
- Unbewusste Blockaden werden aufgespürt und gelöst.
- Mehr Lebensqualität wird gewonnen.
- Ein besserer Umgang mit Belastungen (z. B. Stress, Ängste) kann erlernt werden.
- Enge und Erstarren lösen sich – stattdessen können Sich-Öffnen und Weite ins Leben treten.
- Neues Vertrauen und Körperbewusstsein werden entwickelt (auch nach Erkrankungen, Verletzungen, Traumata).
- Die Selbstheilungskräfte werden mobilisiert.

Epilog

Der Atem beherrscht uns. Aber nur so lange, bis wir gelernt haben, ihn zu beherrschen.

Die korrekte Atmung stellt einen Wechsel von Fülle und Leere dar. In den entgegengesetzten Polen ist stets schon der Impuls für den nächsten Atemzug oder das Entweichen der verbrauchten Atemluft angelegt. Stimmt der Fluss des Atems und ist alles in richtigen Bewegungsbahnen, wird die Bedeutung dieses universalen Prinzips mit allen Sinnen erlebbar. Atmen ist dann ein Tun ohne Zu-Tun, ein Geschehen-Lassen und ein Vertrauen in ein universelles Prinzip.

Auf Ihrem persönlichen Weg zu einem gesunden, glücklichen und erfüllten Leben wünsche ich Ihnen alles erdenklich Gute.
Herzlichst Ihre Apothekerin Dr. Angela Fetzner

Zur Autorin

Dr. Angela Raab geb. Fetzner, geboren in Bad Kissingen, ebenda auch aufgewachsen.

Studium der Pharmazie in Würzburg, anschließend Approbation zur Apothekerin. Aufbaustudium der Pharmaziegeschichte in Marburg, Abschluss als Pharmaziehistorikerin.

Dort auch Promotion zum Dr. rer. nat.

Seit 1996 bis dato Arbeit in öffentlichen Apotheken und Krankenhausapotheken in ganz Deutschland sowie der Schweiz. Daneben Seminartätigkeit im In- und Ausland.

Von 2012-2018 Veröffentlichung von mehr als 50 Ratgebern und Fachbüchern v. a. zu verschiedenen Gesundheitsthemen, die Hundertausende von Lesern begeistern.

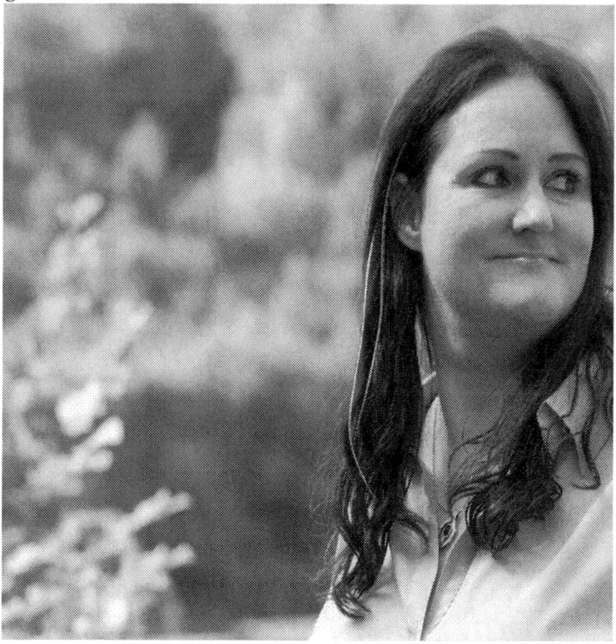

Ein herzliches Dankeschön

- an dieser Stelle an alle werten Leserinnen und Lesern. Wenn Ihnen mein Ratgeber gefallen hat und dieser für Sie nützlich ist, würde ich mich über eine kurze Rezension freuen.

Lob, Kritik oder Anregungen können Sie mir gerne auf meiner Facebook-Seite

https://www.facebook.com/AngelaFetzner

oder auf meiner Autorenhomepage mitteilen:
http://www.angela-fetzner.de

Bücher von Dr. Angela Fetzner

Finden Sie alle auf der Autorenhomepage:
http://www.angela-fetzner.de

Auf meiner Homepage finden Sie nicht nur alle meine Bücher und E-Books.

Darüber hinaus möchte ich meinen Leserinnen und Lesern auch einen besonderen Service bieten. So stelle ich auf meiner Homepage regelmäßig Onlinelesungen von mir ein, weiter schreibe ich Blogartikel zu verschiedenen Themen sowie Rezensionen zu diversen Büchern.

Hier können Sie sich auch für meinen Newsletter anmelden, um regelmäßig Informationen über neue Bücher, Preisaktionen, Verlosungen und Gesundheitstipps zu erhalten.

Außerdem finden Sie meine E-Books in allen führenden Online Shops und die Druckbücher im Versand- und Standardbuchhandel.

Sie finden mich auch in den sozialen Netzwerken:

Facebook, Twitter, Instagram und Youtube.

https://angela-fetzner.de/___/

Leseprobe Aromatherapie

„Es gibt Düfte, frisch wie Kinderwangen
Süß wie Oboen, grün wie junges Laub
Verderbte Düfte, üppige, voll Prangen,
Wie Weihrauch, Ambra, die zu uns im Staub
Den Atemzug des Unbegrenzten bringen
Und unserer Seele höchste Wonnen singen.“

Charles Baudelaire (1821-1867, französischer Dichter)

Prolog

Liebe Leserin, lieber Leser,

Die heilende Kraft ätherischer Öle ist wohl eine der angenehmsten Möglichkeiten, viel für die seelische und körperliche Gesundheit zu tun. Denn die wohltuenden Düfte ätherischer Öle können unsere Stimmung beeinflussen und sich positiv auf Seele und Körper auswirken. Diese Tatsache macht sich die Aromatherapie zunutze, bei der ätherische Öle eingesetzt werden, um bestimmte Wirkungen zu erzielen.

Ätherische Öle tragen zum seelischen und körperlichen Wohlbefinden bei und können die unterschiedlichsten Beschwerden auf sanfte und natürliche Weise lindern. Die heilende Energie und gebündelte Lebenskraft der natürlichen Stoffe sorgt für Harmonie, Ausgeglichenheit und dauerhafte Gesundheit.

Ich möchte Sie dazu einladen, mich auf die Reise in die spannende Welt der ätherischen Öle zu begleiten.

Die Autorin berät und informiert als promovierte Apothekerin seit zwei Jahrzehnten zahlreiche Kunden. Als unabhängige Autorin und Apothekerin fühlt sich die Verfasserin dieses Buchs nur der Gesundheit und dem Wohl der Menschen verpflichtet.

Herzlichst Ihre Apothekerin Dr. Angela Fetzner

Ätherische Öle - Duftende Lebenskraft

Ätherische Öle enthalten die heilende Lebenskraft und – so sagt man - die duftende Seele der Pflanze.

Das Wort ätherisch leitet sich vom altgriechischen Wort aither ab. Aither ist entsprechend der griechischen Philosophie der Urstoff, aus dem die Materie entsteht. Gleichzeitig bedeutet aither „von der Eigenschaft des Ethers“ – was darauf hindeutet, dass es sich um etwas Flüchtiges, nicht Fassbares, handelt.

Weiter ist das Wort aither die Versinnbildlichung des Himmels oder auch der Himmelsduft – weshalb man von ätherischen Ölen auch von der duftenden Seele einer Pflanze spricht.

Was genau sind ätherische Öle?

Ätherische Öle werden von zahlreichen Pflanzen in speziellen Öldrüsen gebildet, die sich in sämtlichen Teilen der Pflanze befinden können: In den Blüten, den Blättern, der Fruchtschale, der Rinde, der Wurzel, in den Samen und im Harz. Ätherische Öle besitzen einen starken, ausgeprägten Geruch, der für die Herkunftspflanze charakteristisch ist. Ätherische Öle sind leicht flüchtige Stoffgemische, die im Gegensatz zu fetten Ölen schnell und ohne Rückstand verdampfen (bis auf etwaige Farbstoffe oder Harze). Meist handelt es sich um klare Flüssigkeiten, einige Öle wie Orangenöl oder Zitronengrasöl sind jedoch auch farbig. Ätherische Öle sind leicht löslich in organischen Lösungsmitteln (Alkohole, Ether, Ketone, Alkane), sowie in Fett, sie enthalten allerdings selbst kein Fett. In Wasser sind sie schwer löslich - da sie meist leichter sind als Wasser, schwimmen sie auf diesem.

Ätherische Öle bestehen aus einem komplexen Gemisch von Terpenen, Sesquiterpenen sowie aromatischen Verbindungen – das charakteristische Gemisch von vielen Stoffen wirkt synergistisch und macht die charakteristische Wirkung des jeweiligen ätherischen Öls aus.

Wie werden ätherische Öle gewonnen?

Um ätherische Öle nutzen zu können, ist es notwendig, nicht wirksame Pflanzenbestandteile wie Pflanzenfasern, Wasser und Eiweiß zu entfernen. Für die Gewinnung ätherischer Öle stehen verschiedene Möglichkeiten zur Verfügung.

Wasserdampfdestillation

Das gängigste Verfahren zur Gewinnung ätherischer Öle ist die Wasserdampfdestillation. Je nach Entwicklungsstand des produzierenden Landes kann die Destillation hierbei in tönernen Gefäßen erfolgen oder aber mittels modernster Apparaturen in fortschrittlichen Laboratorien. Die ursprüngliche Form der Gewinnung von ätherischen Ölen, das Destillieren in Erdkesseln mit direkter Befeuerung, ist auch heute noch in vielen Ländern der Erde verbreitet.

Rinden, Hölzer und Wurzeln müssen vor der Destillation zerkleinert werden, um die Ölzellen aus dem Pflanzenmaterial freizulegen. Weiche Blätter und Blüten bedürfen dagegen kaum einer Vorbereitung. Die Pflanzenteile werden alsdann in ein geschlossenes Gefäß gefüllt, durch das Wasserdampf geleitet wird. Das ätherische Öl löst sich nicht in Wasser, wird jedoch vom Wasserdampf mitgerissen.

Das Abkühlen des Gemischs aus Dampf und ätherischem Öl erfolgt mittels des sogenannten Liebig-Kühlers, eines Laborkühlers, der Dämpfe zum Kondensieren bringt. Durch die Abkühlung trennen sich die beiden Phasen – das ätherische Öl und die Wasserphase – voneinander. Das ätherische Öl ist in der Regel leichter als Wasser und kann problemlos abgehoben werden. Ausnahmen hiervon stellen bspw. Zimt- und Nelkenöl dar – diese ätherischen Öle sind schwerer als Wasser und sinken deshalb zu Boden.

Bei der Wasserdampfdestillation werden Mengen an ätherischen Ölen gewonnen, die auf Gehalte des Öls von ca. 1 bis 8 % im Ausgangsmaterial schließen lassen. Vorteil der Wasserdampfdestillation ist, dass diese auch bei Pflanzen, die nur sehr geringe Mengen ätherischer Öle enthalten, angewendet werden kann, da die Ausbeute entsprechend hoch ist. Die Güte des gewonnenen ätherischen Öls hängt allerdings stark von der Sorgfalt bei der Destillation sowie der Konstruktion der Apparatur ab. Öle einiger Pflanzenarten, wie Jasmin, Tuberose oder Mimose, können jedoch nicht durch Wasserdampfdestillation gewonnen werden.

Kaltpressung

Die Expression, also die mechanische Kaltpressung, wird ausschließlich zur Gewinnung hitzeempfindlicher Zitrusöle (Orange, Zitrone, Grapefruit) angewandt.
Bei diesem schonenden Verfahren werden zunächst die Schalen in großen Trommeln von der Frucht separiert. Die Zugabe von Wasser bewirkt, dass das ätherische Öl sowie auch andere Teile von der Schale abgewaschen werden. Durch anschließende Zentrifugation wird das ätherische Öl vom restlichen Gemisch getrennt. Farbstoffe und auf der Fruchtschale befindliche Wachse verbleiben im ätherischen Öl, was jedoch keine Qualitätsminderung bedeutet.

Da Insektizide (Insektenvernichtungsmittel) und Herbizide (Unkrautvernichtungsmittel) fettlöslich sind, können diese je nach Art der Behandlung in das ätherische Öl gelangen. Aus diesem Grund – da die Fruchtschale auch besonders mit Insektiziden und Herbiziden belastet ist – empfiehlt es sich, nur Zitrusöle zu kaufen, die aus kontrolliert biologischem Anbau stammen. Da bei Zitrusfrüchten die Schalen weder durch Hitze noch durch Druck behandelt werden, entspricht das gewonnene ätherische Öl in der Zusammensetzung dem ursprünglich in der Pflanze enthaltenen Öl.

Extraktion mittels Lösungsmitteln

Bei einigen Pflanzen, z. B. bei Jasmin, Hyazinthe, Mimose, Magnolie, Narzisse, Rose, Tuberose oder Veilchen, ist eine Wasserdampfdestillation nicht durchführbar, weil die Menge des erzeugten Öls zu gering wäre oder weil das ätherische Öl hitzeempfindlich ist – in diesem Fall würde das ätherische Öl zerstört oder seine Struktur verändert werden. Als Folge ginge der natürliche Duft der Pflanze verloren und v. a. wäre das so gewonnene ätherische Öl wirkungslos.
Hier bietet sich die Extraktion an, das Herauslösen des ätherischen Öls mit Hilfe eines nicht-polaren Lösungsmittels (Ethanol, Hexan, Toluol, Petrolether usw.).

Zur Durchführung der Extraktion werden tankähnliche Behälter mit Blütenmaterial befüllt. Das Lösungsmittel wird zu den Blüten eingeleitet, währenddessen die Blüten rotiert werden. Auf diese Weise kann sich das ätherische Öl aus den Blüten lösen, neben dem ätherischen Öl werden jedoch auch Wachse und Farbstoffe aus der Blüte gelöst.

Nach anschließender Verdampfung des Lösungsmittels bleibt das sogenannte Concrète zurück – eine farbige Paste, die neben ätherischem Öl auch Wachse und Farbstoffe enthält.

Das Concrète wird mit Alkohol auf 50 °C erwärmt – die Wachse sind in Alkohol nicht löslich – anschließend wird abgekühlt, wobei sich die Wachse abscheiden. Der Alkohol wird in mehreren Destillationsprozessen (unter Vakuum) verdampft, Endprodukt ist das erwünschte und begehrte Absolues. Als Lösungsmittel für die Extraktion ist vorzugsweise Alkohol (Ethanol) zu verwenden, weil Ethanol biologisch vollkommen unbedenklich ist. Mittels Alkoholextraktion gewonnene Absolues sind teurer, – das Extraktionsmittel Ethanol ist wesentlich teurer als bspw. Hexan – diese können jedoch auch zum innerlichen Gebrauch verwendet werden (die innerliche Einnahme ätherischer Öle sollte jedoch nur auf Rat eines erfahrenen Aromatherapeuten erfolgen).

Etwaige Rückstände von Hexan sind dagegen gesundheitlich bedenklich, weshalb seriöse Firmen auch auf strenge Rückstandskontrollen achten. In jüngster Zeit werden ätherische Öle auch mittels überkritischen Kohlendioxids als Lösungsmittel aus der Pflanze extrahiert. Dieses moderne Verfahren liefert ätherische Öle der allerbesten Qualität. Hierzu setzt man das Pflanzenmaterial mit Kohlendioxid in einem geschlossenen System unter Druck, das unter Druck flüssige Kohlendioxid löst schon bei sehr niedriger Temperatur (bei maximal 40 °C) das ätherische Öl aus dem Pflanzenmaterial heraus. Nach Reduzierung des Drucks verflüchtigt sich das nun gasförmige Kohlendioxid rückstandslos, während nur das ätherische Öl im System verbleibt. Die Extraktion mit Kohlendioxid erfolgt im Gegensatz zur Wasserdampfdestillation bei niedrigen Temperaturen – das schonende Verfahren gewährleistet also, dass das ätherische Öl in seiner ursprünglichen Form erhalten bleibt. Weiter wird das Kohlendioxid nach der Extraktion des ätherischen Öls rückstandslos entfernt – während die Extraktion insbesondere mit toxischen organischen Lösungsmitteln durch nicht vollständig verdampfte Rückstände nicht unbedenklich ist.

Resinoide sind Extrakte aus Harzen (den Resinen), die reich an ätherischen Ölen sind. Sie werden durch Extraktion mit Lösungsmitteln (z. B. Hexan) und anschließendes Abdampfen des Lösungsmittels gewonnen. Resinoide sind dickflüssige, halbfeste oder feste Substanzen mit kräftigem Geruch. Sie besitzen eine bessere Löslichkeit als die entsprechenden Harze. Die Resinoidherstellung wird meist bei Benzharzen (Benzoe, Guajak, Perubalsam) und bei Gummiharzen (z. B. Myrrhe) angewandt.

Enfleurage

Bei der Enfleurage werden Blüten v. a. von Jasmin oder Tuberose immer wieder auf dünn mit Fett (meistens Schweineschmalz) bestrichene Glasplatten gelegt und danach etwa 12 Stunden kühl und dunkel gelagert. Diese Prozedur wird etliche Male wiederholt, dabei lösen sich die fettlöslichen Duftstoffe aus den Blüten und sättigen das Fett nach und nach. Bei einem abgewandelten Verfahren werden Glasplatten auf der Unterseite mit Fett bestrichen und auf die Blüten gelegt.

Die Enfleurage ist ein sehr schonendes Verfahren zur Gewinnung ätherischer Öle, zudem werden auf diese Weise qualitativ sehr hochwertige ätherische Öle gewonnen. Ein per Enfleurage gewonnenes Jasminöl besitzt bspw. einen weitaus feineren Geruch als ein durch Lösungsmittelextraktion gewonnenes Jasminöl.

Da die Enfleurage jedoch durch sehr aufwendige Herstellungsprozesse sehr kostenintensiv und daher kaum wettbewerbsfähig ist, wird sie kaum noch angewandt.
Eine makabre Ausführung der Enfleurage mag dem einen oder anderen aus Patrick Süskinds Roman „Das Parfum" bekannt sein. In dem Roman fabriziert der Protagonist Grenouille sein „Überparfüm" durch die Enfleurage von 25 Jungfrauen, die er zuvor erdrosselt hat - deren Duft der Jugend und Schönheit vermag er alsdann in einer eigenen Parfümkreation zu konservieren.

Hinweis

Bezüglich der im Folgenden gemachten Ausführungen darf der Leser darauf vertrauen, dass die Autorin große Sorgfalt darauf verwendet hat, dass die Angaben in diesem Buch dem neuesten Stand der Wissenschaft entsprechen. Nichtsdestotrotz kann die Autorin für die gemachten Angaben keinerlei Verantwortung und Gewähr übernehmen. Die Durchführung der in diesem Buch beschriebenen Anwendungen erfolgt auf eigene Gefahr und auf eigene Verantwortung des Benutzers. Die Autorin übernimmt keine Haftung für Personen-, Sach- und Vermögensschäden aufgrund der Durchführung der hier erwähnten Anwendungen. Auch betreffend der in diesem Buch angegebenen Dosierungen und Mengenangaben darf der Leser darauf vertrauen, dass die Autorin große Sorgfalt darauf verwendet hat, dass diese Angaben dem neuesten Stand der Wissenschaft entsprechen.

Nichtsdestotrotz kann die Autorin für Angaben zu Dosierungsanweisungen keine Gewähr übernehmen. Jede Dosierung erfolgt auf eigene Gefahr des Benutzers. Auch betreffend die genannten Arzneimittel darf der Leser darauf vertrauen, dass die Autorin große Sorgfalt darauf verwendet hat und die diesbezüglichen Angaben dem neuesten Stand der Wissenschaft entsprechen.

Die Autorin hat im Übrigen keine Beziehung zu den Herstellern der genannten Arzneimittel und erzielt keinerlei finanziellen Vorteil aufgrund der Erwähnung bestimmter Arzneimittel.

Die innerliche Anwendung reiner ätherischer Öle ist ohne Verordnung durch einen erfahrenen Aromatherapeuten abzulehnen – ätherische Öle sollten also niemals auf eigene Faust innerlich eingenommen werden. Wer trotzdem ätherische Öle innerlich anwendet, tut dies auf eigene Gefahr. Die Autorin übernimmt keinerlei Haftung.

Ich hoffe, Ihnen mit diesem notwendigen Gefahrenhinweis nicht den Spaß und die Freude an diesem Buch verdorben zu haben. Aber noch immer – oder auch gerade noch immer - gilt Paracelsus' berühmter Spruch: „Alle Dinge sind Gift, und nichts ist ohne Gift; allein die Dosis macht, dass ein Ding ein Gift ist."

In welchen Pflanzenteilen sind ätherische Öle vorhanden?

Ätherische Öle können in allen Pflanzenteilen vorhanden sein. Manche Pflanzen besitzen auch in verschiedenen Pflanzenteilen ätherische Öle, die sich in ihrer chemischen Zusammensetzung stark unterscheiden können, z. B. Zimtrinden- und Zimtblätteröl. Anhand der folgenden Übersicht können Sie erkennen, aus welchen Pflanzenteilen die jeweiligen ätherischen Öle gewonnen werden.

Blüten: Basilikum, Kamille, Jasmin, Lavendel, Magnolie, Neroli, Orangenblüten, Rose, Schafgarbe, Ylang-Ylang

Blätter: Cajeput, Cistrose, Citronella, Eukalyptus, Geranie, Lemongras, Lorbeer, Melisse, Minze, Myrte, Pfefferminze, Rhododendron, Rosmarin, Salbei, Zimt

Fruchtschale: Bergamotte, Grapefruit, Limette, Mandarine, Orange, Zitrone

Holz: Kampfer, Sandelholz, Zedernholz, Zypresse

Wurzel: Angelika, Baldrian, Ingwer, Iris, Narde, Vetiver

Rinde: Zimt

Nadeln: Fichte, Lärche, Latschenkiefer, Tanne

Harz: Benzoe, Galbanum, Myrrhe, Stryrax, Tolubalsam, Weihrauch

Welchen Zweck erfüllen ätherische Öle in Pflanzen?

Jede Pflanze hat einen unverwechselbaren, charakteristischen Duft. Pflanzendüfte bestimmen im Wesentlichen die Pflanzenpersönlichkeit, sie sind unverwechselbares Charakteristikum und Merkmal der jeweiligen Pflanze. Von daher werden ätherische Öle auch häufig als die Seele der Pflanze bezeichnet.

Aber welchen Nutzen haben ätherische Öle überhaupt für Pflanzen? Man kann wohl kaum annehmen, dass ätherische Öle lediglich in Pflanzen gebildet werden, um uns Menschen zu erfreuen und unserer Gesundheit zu dienen.

Im Folgenden ist daher aufgelistet, welche Vorteile die Produktion von ätherischen Ölen den jeweiligen Pflanzen bietet.

- Abwehr von Insekten.
- Anlocken von Insekten, die der Bestäubung dienen sollen.
- Anlocken von Insekten, die Pflanzenschädlinge vertilgen sollen (z. B. verzehren Wespen Blattläuse auf bestimmten Pflanzen).
- Zur Kommunikation mit anderen Pflanzen, um diese bspw. vor Fraßfeinden zu warnen.
- Abwehr von anderen Pflanzen – durch diese Möglichkeit sichert sich die Pflanze ihren Lebensraum und zur Verfügung stehende Ressourcen wie Wasser und Nährstoffe.
- Zum Anlocken von Insekten, um diese zu verspeisen (fleischfressende Pflanzen).
- Keimtötende Wirkung bestimmter ätherischer Öle, auf diese Weise werden Krankheiten verursachende Mikroorganismen abgetötet.
- In heißen und trockenen Gegenden legen manche Pflanzen einen Schutzfilm aus ätherischen Ölen auf ihre Blätter und Nadeln, um diese vor Wasserverdunstung und vor UV-Strahlung zu schützen.

Worauf muss ich beim Kauf von ätherischen Ölen achten?

Ätherische Öle sind in den unterschiedlichsten Qualitäten im Handel erhältlich. Man unterscheidet generell zwischen 100 % naturreinen ätherischen Ölen, natürlichen ätherischen Ölen, naturidentischen Ölen und künstlichen Ölen. Ein hochwertiges ätherisches Öl zu erkennen, ist für den Laien nicht einfach, da die Bezeichnung ätherisches Öl nicht geschützt ist. Selbst rein synthetisch hergestellte Öle dürfen die Bezeichnung ätherisches Öl tragen. Die folgende Übersicht soll Ihnen deshalb dazu dienen, beim Kauf von ätherischen Ölen deren Qualität einschätzen zu können.

Ende der Leserprobe

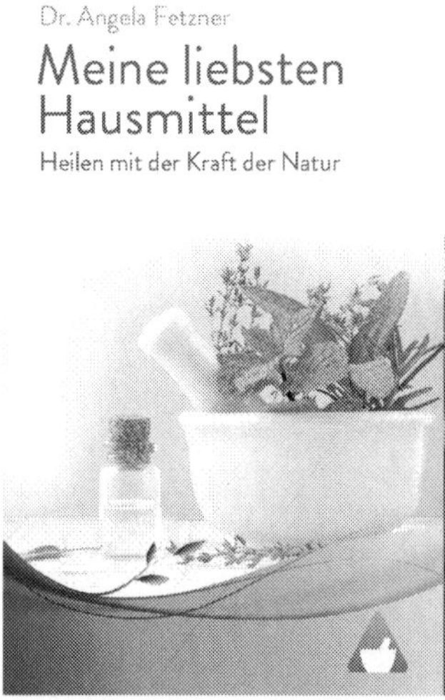

Rollkuren, Riechsalze, Rettichsaft, Ringenblumensalbe...

Schon unsere Großmütter haben auf die Kraft der Natur vertraut und wussten, wie man Erkältungen, Magen-Darm-Erkrankungen, Gelenkbeschwerden und Kopfschmerzen mit natürlichen Hausmitteln lindern oder heilen konnte.

So lassen sich viele akute und chronische Beschwerden sanft und doch wirkungsvoll in Eigenregie behandeln – mit altbewährten, natürlichen und traditionellen Hausmitteln.

Dieser Ratgeber zeigt Ihnen zahlreiche bewährte – aber auch viele weitgehend unbekannte – Heilmittel auf. Die einzelnen Hausmittel werden hierbei konkret, übersichtlich, verständlich – sowie jeweils mit einer Schritt-für-Schritt-Anleitung versehen – erklärt.

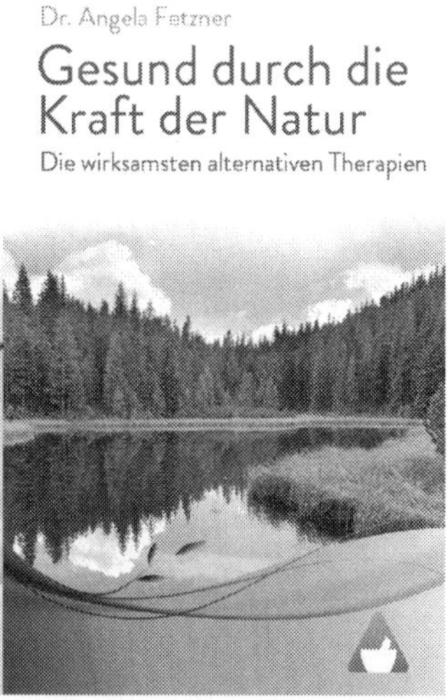

Ein persönliches und leidenschaftliches Plädoyer für eine moderne und zeitgemäße Naturheilkunde

Aus über zwanzig Jahren Erfahrung in Praxis und Wissenschaft hat die Apothekerin, Pharmaziehistorikerin und Autorin die besten und erfolgreichsten alternativen Therapien für Sie zusammengestellt. Ein praktisches, anschauliches und gut verständliches Werk, das über sämtliche alternative Therapien unterrichtet – zum Einlesen, zum Inspirieren, zum Umsetzen.

Alle wichtige alternativen Therapien sowie Tipps zur gesunden Lebensführung im Einklang mit der Natur werden in diesem Buch beschrieben.

Erleben Sie die Faszination der Naturheilkunde und die beeindruckende Vielfalt der alternativen Therapien. Nutzen auch Sie die Heilkraft der Natur für Ihre Gesundheit und Wohlbefinden. I

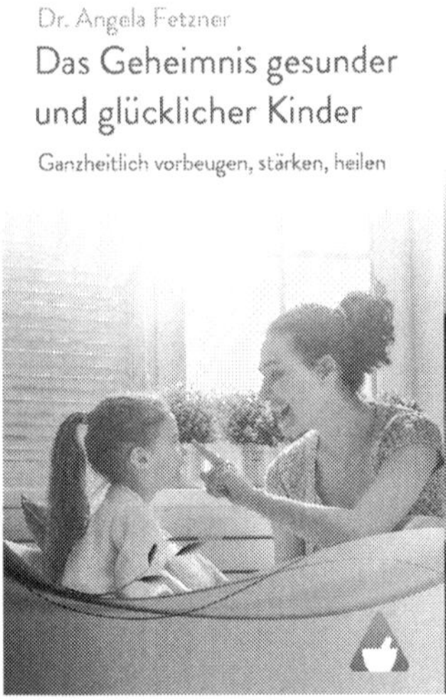

Naturheilkunde für Kinder – Sanft, aber wirksam

Gerade bei der Therapie von Kinderkrankheiten erfreut sich die Naturheilkunde als sanfte Methode immer größerer Beliebtheit. Denn fürsorgliche Eltern wünschen sich für ihre Kinder eine möglichst nebenwirkungsarme Form der Behandlung.

Optimal an der Naturheilkunde ist, dass insbesondere gängige Krankheiten und Beschwerden – wie leichtere Verletzungen, Erkältungskrankheiten, Allergien, Durchfall, Übelkeit, Erbrechen, Schlafstörungen – sich meist sehr erfolgreich mit alternativen Therapien behandeln lassen.

Das Buch vermittelt weiterhin ein fundiertes Verständnis dafür, wie eine altersgemäße und gesundheitsfördernde Erziehung Ihres Kindes aussehen kann.

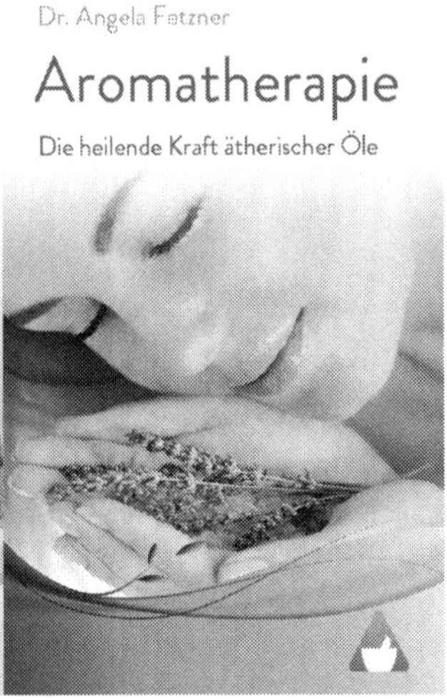

Die heilende Kraft ätherischer Öle ist wohl eine der angenehmsten Möglichkeiten, viel für die seelische und körperliche Gesundheit zu tun.

Denn die wohltuenden Düfte ätherischer Öle können unsere Stimmung beeinflussen und sich positiv auf Seele und Körper auswirken. Diese Tatsache macht sich die Aromatherapie zunutze, bei der ätherische Öle gezielt eingesetzt werden, um bestimmte Wirkungen zu erzielen.

Die heilende Energie und gebündelte Lebenskraft der natürlichen Stoffe sorgt für Harmonie, Ausgeglichenheit und dauerhafte Gesundheit.

Ich möchte Sie, liebe Leserin und lieber Leser, dazu einladen, mich auf die Reise in die spannende Welt der ätherischen Öle zu begleiten.

14882578R00082

Printed in Germany
by Amazon Distribution
GmbH, Leipzig